[illegible]昌子

血圧を最速で下げる

老化を防ぐ「血管内皮」の鍛えかた

GS
幻冬舎新書
594

はじめに

皆さんが本書を手に取ってくださったのは、健康診断で血圧が「高い」、もしくは「高め」と言われたからでしょうか。「血圧を下げる薬を飲んでいるのに数値がなかなか安定しないから」とか、「この病気のことをもっと知りたいから」という人もいらっしゃるでしょう。

高血圧は正式には高血圧症といい、現代の日本でもっとも患者数の多い病気です。そのため、私も日常診療や健康診断で皆さんのような人とお話しする機会がよくありますが、生活指導の難しさは医者泣かせです。

「血圧？　塩分は控えめに。野菜を中心に。あと運動も大事よね」と、自分から解説してくれる患者さん。しかし、検査結果を見れば、そういう生活を送れていないのは明らかです。

テレビ、書籍、雑誌、新聞、クリニックやお役所に置かれたパンフレットなどを通じて高血圧に関する情報が大量に流れ、皆さん少々食傷気味。もはや慣れっこになっていて、まるで他人《ひと》ごとのように受け止めかたが軽いのです。

こういうときの私の切り札は、「いいえ、必要なのは減塩ではなく、その体重を落とすことです」ときっぱり言うことです。減量カードをちらつかせると、患者さんはたいてい「えっ、そうなんですか？」と敏感に反応します。減塩しなきゃと思って、それなりに気をつけているんだけど、血圧はちっとも下がらない。何か勘違いしてたんだろうか？

減塩しなくてよいわけではありませんが、**食事のポイントは他にもあります**し、減量と運動を避けて通ることはできません。「でもね、運動といっても、散歩がてら町内を一回りするのではだめですよ」と話すと、患者さんがぐっと身を乗り出します。「何かコツがあるんですか？」。

ひととおり説明すると、自分だけが特別な秘密を知ったような気持ちになるのでしょうか、「今日はいい話を聞きました」と患者さんは満足そうです。

そうなのです。気にしている人がこんなに多くて、情報がこんなにあふれているのに、

高血圧ほど誤解と思い込みが多い病気は他にないと思います。「血圧が上がると頭がふらふらする」。そんなことはありません。「薬は飲み始めたらやめられない」。これまた間違いです。

かつて日本は塩分の摂り過ぎによる高血圧が多く、そのせいで脳の血管が破れて起きる脳出血は長らく日本人の死因第1位でした。ありふれた病気だったために、思い込みや根拠の少ない民間療法もまた深く浸透し、根強く残っているのかもしれません。

その後、減塩が進んだことで「塩分摂り過ぎ高血圧」はかなり減少しましたが、今も成人の約半数が高血圧に悩んでいます。減塩の効果に下げ止まりが近づくなか、新たな脅威が登場したからです。

それが、食べ過ぎなどを原因とする「メタボ高血圧」です。近年、お腹の脂肪、正確にいうと**内臓脂肪が蓄積すると血圧が上がる**ことが明らかになっています。

高血圧という病気の本当の顔も見えてきました。

一つは、**高血圧はいわゆる中年太りや白髪、シワ、ＥＤこと勃起《ぼっき》不全、白内障、認知症**

など同じく老化現象であることです。

そしてもう一つが、高血圧は以前考えられていたような独立した病気ではなく、**全身の血管の壁を劣化させ、他の生活習慣病や老化を引き起こす土壌である**ということです。

昨今、おもにインターネット上で、人の外見の変化に関して「劣化」と表現することがあるようです。年齢にともなう自然な変化をさす「老化」に対して、「劣化」は質の低下に目を向けた表現です。人が劣化することはないため、人に対してもちいるのは不適切ですが、血管は劣化して、健康と若さ、そして命をむしばみます。

少し前まで、一度あらわれた老化のサインを取り消したり、劣化した組織を回復させたりするのは不可能と考えられていました。しかし、必ずしもそうではないようです。**傷ついた血管を癒やして血圧を安定させ、老化現象全般にブレーキをかける**ための有望な手がかりが少しずつ集まってきています。

最新の研究成果を整理して、医学的に見て本当に有効な対策を、読みやすく、わかりやすくお届けするのが本書です。

基礎編では、現代の国民病というべき高血圧について、そのカギを握る血管の壁とはどんなものか、血管の壁が劣化すると何が起きるのかを調べます。

続く対策編では、効率よく、最短で結果を出したいと願う皆さんが、一日も早く始めるべき対策を根拠とともに示します。これまでの「常識」は白紙に戻してください。**今と同じ味つけでも減塩はできます**し、血圧を下げることも可能です。対策編は事典のような作りになっており、どこからでも読んでいただけます。

血管の壁の劣化は全身の老化を引き起こします。最後の抗老化編には、老化の進行を食い止めるための対策をおさめました。ここでいう老化は、自然な老化とは別に、ほとんどの人がため込んでいる不健康な「余分な老化」のことです。

自分なりに健康に気をつかってきたつもりでも、30年、40年とたつうちに血管の壁は汚れて細かい傷が無数につき、硬い場所、ぶよぶよした場所があらわれて、血液の流れが悪くなっていきます。

本書を片手に壁の汚れを落とし、血管を休ませて傷の修復を促せば、血圧が次第に安定し、体が変わったことに気がつく日が来ます。

「最近、朝起きたときに頭がすっきりしているな」「信号が急に点滅したから小走りで渡ったけど、体が軽くて驚いたよ」「添えものの野菜すらおいしく感じるようになった」。

中高年になっても体はこたえてくれます。思い立ったが吉日です。さっそく基礎編に進み、血管の大掃除を始めましょう。

対策編　血管の壁を癒やして血圧を下げる　75

本文イラスト　坂木浩子
内山洋見（P22・55・64・87）
図版・DTP　美創
著者エージェント　アップルシード・エージェンシー

基礎編　血管の内側から
高血圧が見えてくる

知ってるようで知らない高血圧

なぜよくないのか、どのくらいよくないのか

皆さんが健康診断で「血圧が高いですね」と言われるようになったのはいつごろでしょうか。30代のなかば過ぎか、40代に入ってからという人が多そうです。

「いや、高いってほどじゃないんだけどね」とか、「こういうところで測ると上がっちゃうみたいで」など、ひとこと申し添えたいのはやまやまでしょうが、血圧は高くないほうがよいことは誰もが理解できています。

けれども、高血圧がなぜよくないのか、どのくらいよくないのかとなるとピンと来ないようです。「とくに自覚症状はありません」と語る患者さんの顔はなんだか誇らし気です。

頭が痛いとか、ぼーっとするわけじゃないから、とりあえず心配しなくてよさそうだ。気にはなるけど、もう少し様子を見てみよう。そう考えるうち何年も過ぎたというのが実情かもしれません。

確かに、血圧が高いだけで死につながることはないものの、高血圧がよくないといわれ

るのには理由があります。これを説明する前に、ちょっとクイズをしてみましょう。大丈夫、普段から健康情報にさりげなく目を走らせている皆さんなら、簡単に答えられるものばかりです。

第1問：血圧とは何にかかる圧力ですか？

高血圧は「血液の圧力が高い」という意味です。では、血液の圧力とは何にかかる圧力でしょうか？

これは簡単ですね。血圧は血液によって血管の壁にかかる圧力のことです。

心臓の働きをポンプになぞらえることがよくあります。最近はドラマやアニメでしか見なくなりましたが、昔は金属製の手押しポンプで井戸水をくんでいました。図1のイラストに示すように、手押しポンプの中には水鉄砲に似たピストンと逆流を防ぐための弁があり、水を一方通行でくみ上げることができます。

心臓も中は空洞で、四つの部屋に分かれています。部屋と部屋の間にはドアのような弁があり、やはり血液は決まった方向に流れています。手押しポンプが人力でレバーを押し下げるのに対し、心臓は部屋の壁が分厚い筋肉でできていて、自分で筋肉を収縮させて一

図1　心臓と手押しポンプは構造が似ている

心臓と手押しポンプは、どちらも力を加えると液体が内部に吸い込まれ、一定方向に流れて決まった場所から吐き出されるようになっています。血液または水の出る勢いが強、弱、強、弱を繰り返す点も共通です。

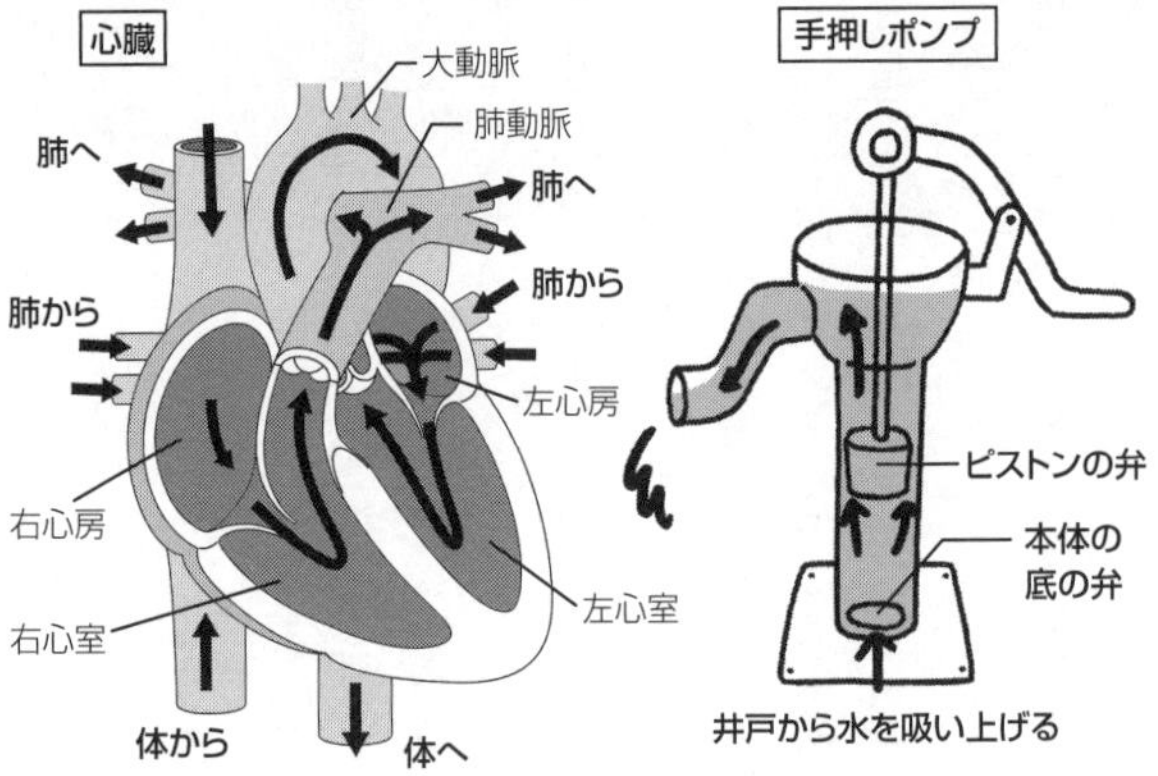

日に約10万回も血液を送り出しています。

心臓が収縮して血液が血管にどっと流れ込むたびに、血液の圧力、すなわち血圧が上がります。そして、収縮と収縮のあいだに筋肉がゆるんで血液が心臓を満たすときには血圧が下がります。**心臓が収縮したときの血圧が収縮期血圧**、いわゆる上の血圧で、**心臓がゆるんだときの血圧が拡張期血圧**、いわゆる下の血圧です。

第2問：血圧の単位㎜Hgとは何でしょう？

これは答えに一瞬詰まったかも。㎜Hgは水銀柱《すいぎんちゅう》ミリメートルと読み、Hgは水

図2　血圧の単位「mmHg」とは

縦、横1cmの細長い容器を水銀の入った水槽に立てて、水銀の表面に1mmHgの圧力をかけると、容器の中の水銀が1mm上がります（左）。血圧の単位はこれをもとに決められました。水が入った水槽であれば、同じ圧力で容器の中の水は13mm上昇します（右）。

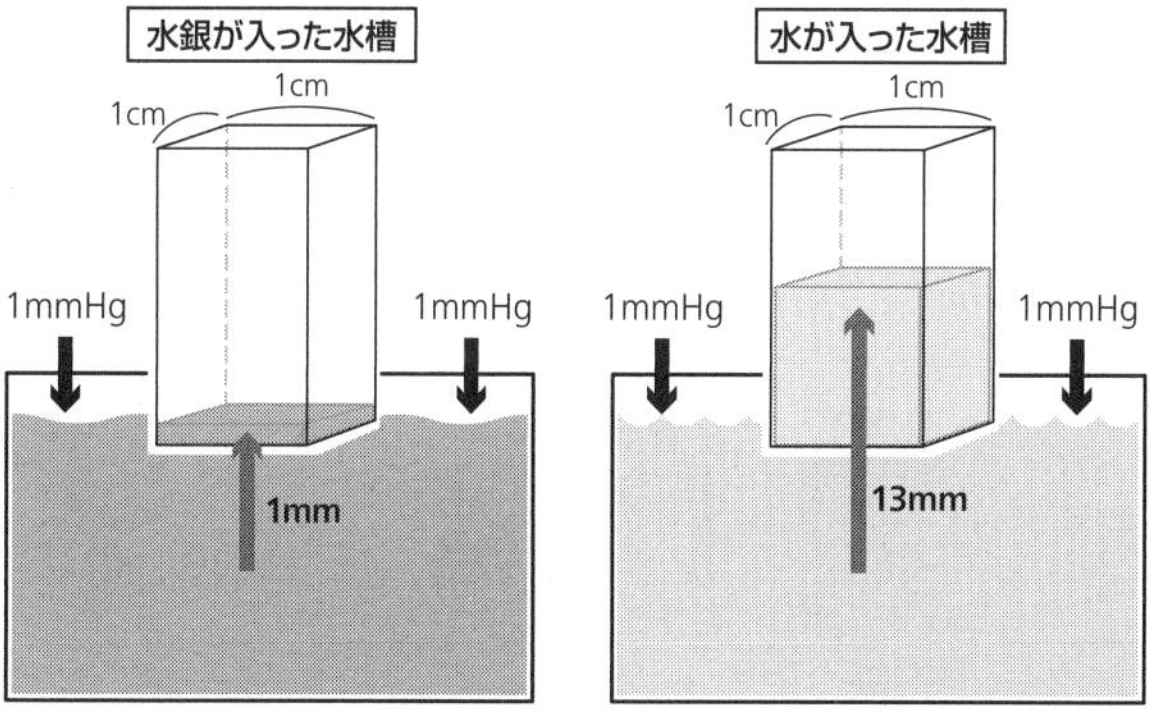

銀をあらわす記号です。昔の体温計とか、古いタイプの手動式の血圧計に銀色の液体が入っていたのをおぼえていますか。あれが水銀です。

さて、縦、横1センチメートルで、上に長く延びた透明な容器があるとします。この容器の底には穴があいていて、これを図2の左のイラストのように水銀が入った水槽に立てます。その状態で水面に一定の圧力をかけると、水銀が容器の中をのぼっていきますね。

㎜Hgは、このとき水銀の表面が何ミリメートル上がるかを基準にした血圧の単位で、1ミリメートル上がる圧力が1㎜Hgです。水銀は液体ではあっても金属

図3　血流の勢いはすさまじい

血液は猛スピードで流れています。上の血圧が130mmHg程度でも、同じ水圧で水を流すと、ホースにあいた穴から水が約1.7m吹き出しますし（左）、血圧160mmHg 相当の水圧なら約2.1mの高さにおよびます（右）。この水流が血管の壁を傷つけ、劣化させます。

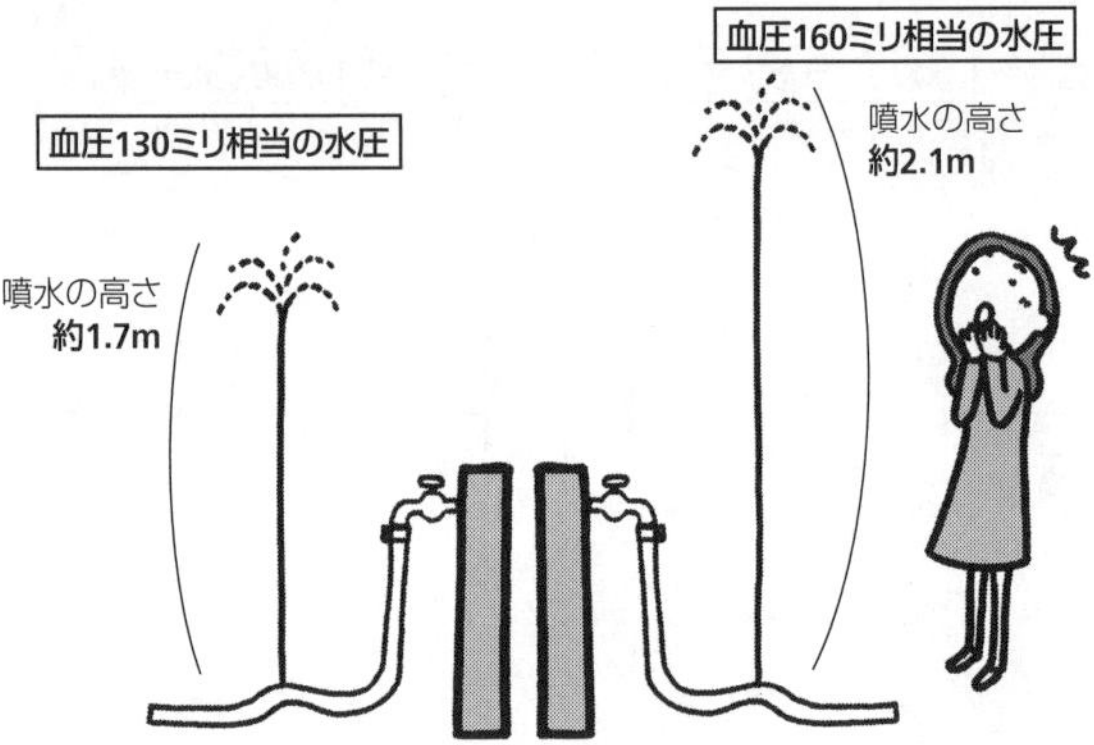

ですから、重さが水の13倍あります。そのため同じ圧力でも、水なら13ミリメートル持ち上がることになります。

血液は猛烈な勢いで流れている

実際の血圧で考えてみましょう。上の血圧が130㎜Hgなら、水銀の表面が130ミリメートル、水なら約1・7メートル上がります。

ホースを水道につないで、この勢いで水を流したとしましょう。図3の左のイラストのイメージです。このときホースの途中に1センチメートル四方の穴があいているとすると、そこから約1・7メートルの高さまで水が吹き上がります。

この程度の血圧でも、心臓というのはこれほどの強さで血液を送り出しているわけです。

　上の血圧が160㎜Hgなら水銀が160ミリメートル上がり、ホースにあいた穴からは水が2メートル以上吹き出すことになります。この血流は血管の壁にぶつかりながら進んで行くため、血圧が上がれば上がるほど、壁は大きな衝撃を受けます。

　壁は次第に硬く、厚くなり、そのせいで血液がますます流れにくくなります。そうなると、**心臓の筋肉も厚みを増して渾身《こんしん》の力で収縮**します。満員電車の乗客を駅員さんが中に押し込むような状態ですが、こんなことを長く続けられるはずがありません。

　やがて心臓の筋肉はズタズタになり、血液を送り出すポンプとしての機能を十分に果たせなくなってしまいます。血管と心臓を長持ちさせようと思ったら、できるだけ血圧が上がらないようにして、**血液が終始穏やかに流れるようにするのが大切**なのです。

　ここから先は読みやすさを考えて、㎜Hgをミリと表記します。また、高血圧はさまざまな原因が重なって起きる本態性《ほんたいせい》高血圧と、腎臓病や、ホルモンを作る臓器の異常など、はっきりした原因がある二次性高血圧に分けられます。日本では本態性高血圧が約90パーセントを占めているため、本書では本態性高血圧をさして「高血圧」と言うことにします。

第3問：高血圧がよくないのはなぜ？

答えはここまでの説明に書いたも同然ですね。血液の圧力によって血管の壁が劣化して、破れたり、詰まったりしやすくなるからです。水道にホースをつなぎ、栓を全開にして水を流し続けたら、何年もたつうちにゴムに亀裂が入って穴があくでしょう。あちこちから水が激しく漏れ始め、ホースが割れて蛇口からはずれてしまいます。

流れるのがきれいな水ではなく、濁った泥水だったらなおさらです。血液には血液細胞をはじめ、栄養素や老廃物が溶けていて、いわばきれいな泥水です。流れがぶつかる衝撃で壁には細かい傷が無数につき、徐々に汚れがしみ込んでいきます。こうして動脈硬化が始まって、壁が次第に厚く、もろくなります。

動脈硬化の原因といえば、悪玉コレステロールを思い浮かべる人が多いのではないでしょうか。確かに血液のコレステロール濃度が高ければ動脈硬化の危険は高まります。

しかし、コレステロールは大きな物質なので、いきなり動脈の壁にしみ込むことはできません。あらかじめ血管の壁に傷がついていることが必要なのです。**高血圧で傷ついた壁にはコレステロールが楽々と侵入**します。

動脈硬化がさらに進行すると、**壁の一部にカルシウムがたまって骨のように硬く**なります。「動脈硬化」という名前はこの現象に由来すると思われます。壁がひとたび硬くなると薬で溶かすことはできず、どうしてもとなれば専用の医療機具を血管に入れて、硬くなった部分を削ります。そのくらい硬いのです。

ここまで来ると、どんなに手をつくしても元の血管を取り戻すことはできません。脳や心臓の血管が詰まれば脳梗塞や心筋梗塞につながりますし、足がしびれて動かなくなったり、腎臓の機能が低下して人工透析が必要になったりすることもあります。

脳、心臓、腎臓などの重要な臓器に問題が起こりやすいのは、これらの臓器では太い血管から細い血管が直接枝分かれしているからです。太い血管の中を勢いよく流れてきた血液が急に細い血管に流れ込めば、血管に大きな圧力がかかります。

血管の健康とは血管の壁の健康のことであり、**高血圧は血管の壁を傷つけるから問題**なのです。

脳出血へのカウントダウンはすでに始まっている！

かつて日本は脳血管障害が非常に多く、死因第1位という時代が長く続きました。１９６５年には脳血管障害による死亡率が世界ワースト１位を記録しています。

脳血管障害は、脳の血液の流れに問題が起きた結果、急速に意識を失う、運動機能や言語機能が障害されるなどの症状が出現する病気を合わせた名称です。脳卒中とか、昔は中風《ちゅうぶう》と呼ぶこともありました。**脳の血管が破れる脳出血、くも膜下出血、そして脳の血管が詰まる脳梗塞**がその代表です。

時代をさかのぼると、明治時代から終戦後まもなくまでは結核をはじめとする感染症が死因第1位でしたが、有効な治療法が開発され、予防法も普及したことで結核による死亡が減少し、1950年ごろに、代わって脳血管障害が第1位になりました。

この時代に日本で発生していた脳血管障害には大きな特徴がありました。脳出血が圧倒的に多く、1951年には全体の90パーセント近くを占めていたのです。その最大の原因が高血圧で、**脳出血の約70パーセントが高血圧によって発生する**ことが示されています。日本はそれだけ高血圧が多かったということです。

そして、ここには動脈硬化もかかわっています。脳の血管はいきなり破裂するわけではなく、数年から数十年かけて、脳の中の直径0・2ミリメートルほどのきわめて細い動脈に動脈硬化が起きてきます。血管の壁は次第にもろく、弱くなり、小さなコブのように壁が外に向かってふくらみます。ここに高い血圧がかかることで血管が破裂します。

脳出血というと、それまで元気だった人が突然倒れるイメージがありますが、**発症するかなり前から、脳の血管の壁に異変が始まっている**わけです。

国をあげて高血圧対策と脳出血の予防に取り組んだことで、現在では脳血管障害全体に占める脳出血の割合は20パーセントを切り、脳梗塞より少なくなりました。けれども、1980年代以降は、ほぼ横ばいで推移しています。

危険なくらい血圧が高くなれば、何らかの自覚症状なり、前触れなりがあらわれてもおかしくなさそうですが、**高血圧だけでは自覚症状は起こらない**と考えてください。激しい頭痛が起きることもありません。人の体には、体の血圧が上がっても、脳の血圧の上昇を抑えて脳を守るしくみがあるからです。

高血圧が「沈黙の殺人者」、英語で**サイレント・キラー**と呼ばれているのはこのためです。

しかし、脳の血管の壁で動脈硬化が進むと、頭痛が起きることがあります。また、血液の流れが悪くなるために視力低下や耳鳴り、肩こりなどをおぼえる人もいます。健康診断で血圧が高めとか、高いと言われた人で、何らかの自覚症状がある場合は、念のために脳の検査を受けておくとよいでしょう。

行き着く先は脳出血や脳梗塞

脳出血と脳梗塞をくらべると、ひとたび発症した場合の死亡率は脳出血のほうが脳梗塞の2倍近く高く、発症から1年以内に4分の1が死亡するとされています。一命を取りとめても約半数が介助の必要な状態になるというデータもあります。

脳の血管が破れたり詰まったりして、その先の組織に酸素と栄養が行かなくなるのは脳出血も脳梗塞も同じです。それなのに**脳出血のほうが深刻な障害をもたらす**のは、脳が頭蓋骨という硬い骨でがっちり囲まれているからです。

頭蓋骨は外から頭に衝撃を受けたときに脳を守る働きをしていますが、脳出血によって血液が脳の中にあふれると困ったことが起こります。血液が周囲の組織を圧迫しても、組織には逃げ場がないのです。こうして、脳の正常な組織が押しつぶされ、死亡したり、重い障害が残ったりする危険が高まります。

もちろん、脳梗塞も重い障害が残る恐れのある危険な病気です。1960年前後まで日本は脳梗塞の少ない国でした。それが次第に増えて、**現在では脳血管障害の80パーセント近くを占める**ようになっています。

脳梗塞には発症のしかたにいくつかタイプがあり、もっとも多いのが動脈硬化によるものです。脳の血管が動脈硬化を起こすと血液の通路が狭くなり、ついには血管が詰まってしまいます。この他に、心臓でできた血の固まりがちぎれて脳に運ばれ、脳の血管に詰まって脳梗塞が発生することもあります。

その背景にも高血圧が隠れています。高血圧は血管の壁を傷つけて動脈硬化を進行させるからでしょう。**脳梗塞患者のなんと90パーセントが高血圧**というデータもあるのです。

脳出血にせよ、脳梗塞にせよ、すぐに治療をほどこせば命を救うことができますし、後遺症の出現を抑えられる可能性も高まります。本人または周囲の人が「おかしいな」と感じたら、ためらうことなく受診するのが重要です。

日本人の血管は「詰まる」より「破れ」やすい

全国で発生した脳血管障害に関するデータを収集、分析している「日本脳卒中データバンク」というデータベースには、2019年までに約19万件の症例が集められています。これを見ると一目瞭然、**脳出血も脳梗塞も男性のほうが女性より発症率が高い**のです。

内閣府がまとめた「令和元年版高齢社会白書」によると、要介護認定を受けた65歳以上の男性のうち、介護が必要になった原因でもっとも多いのが脳血管障害で、23パーセントを占めていました。

一方の女性は男性とくらべて脳血管障害になりにくく、男性から約10年遅れて発症のピークがあらわれます。

図4の上と真ん中のグラフは、脳出血と脳梗塞の発症年齢を男女別、年代別にあらわしたものです。**女性ホルモンには血管の壁を守る働きがある**ため、女性の脳血管障害が増加するのは閉経を過ぎてからです。図4下に示した高血圧の発症率についても同様の傾向が認められます。

近年では、日本の脳血管障害の発症率は欧米諸国と同じか、むしろ低くなりましたが、そのなかで脳出血が占める割合は、欧米とくらべて現在でも2〜3倍高いことが示されています。詳しいことは不明ながら、脳の血管に同程度の圧力がかかったときに、**日本人の血管は欧米人の血管より破れやすい**ようです。

肉に代表される動物性の脂肪や蛋白質《たんぱくしつ》には血管を強くする働きがあり、かつては、欧米人とくらべて日本人は動物性食品の摂取量が少なかったのは確かです。しかし、日本人の脳の血管が破れやすいのは、おそらく大部分が遺伝的な体質によるものと考えられています。

庭のホースが古くなったのなら、次の週末にホームセンターに車を走らせて、新しいホ

図4　女性は男性より遅れて脳血管障害と高血圧を発症する

脳出血（上）と脳梗塞（中）の発症年齢を男女別、年代別にあらわしたグラフです。女性の発症のピークが男性より約10年遅いのがわかります。高血圧（下）も同様で、女性の発症率が男性に近づくのは50～60代になってからです。

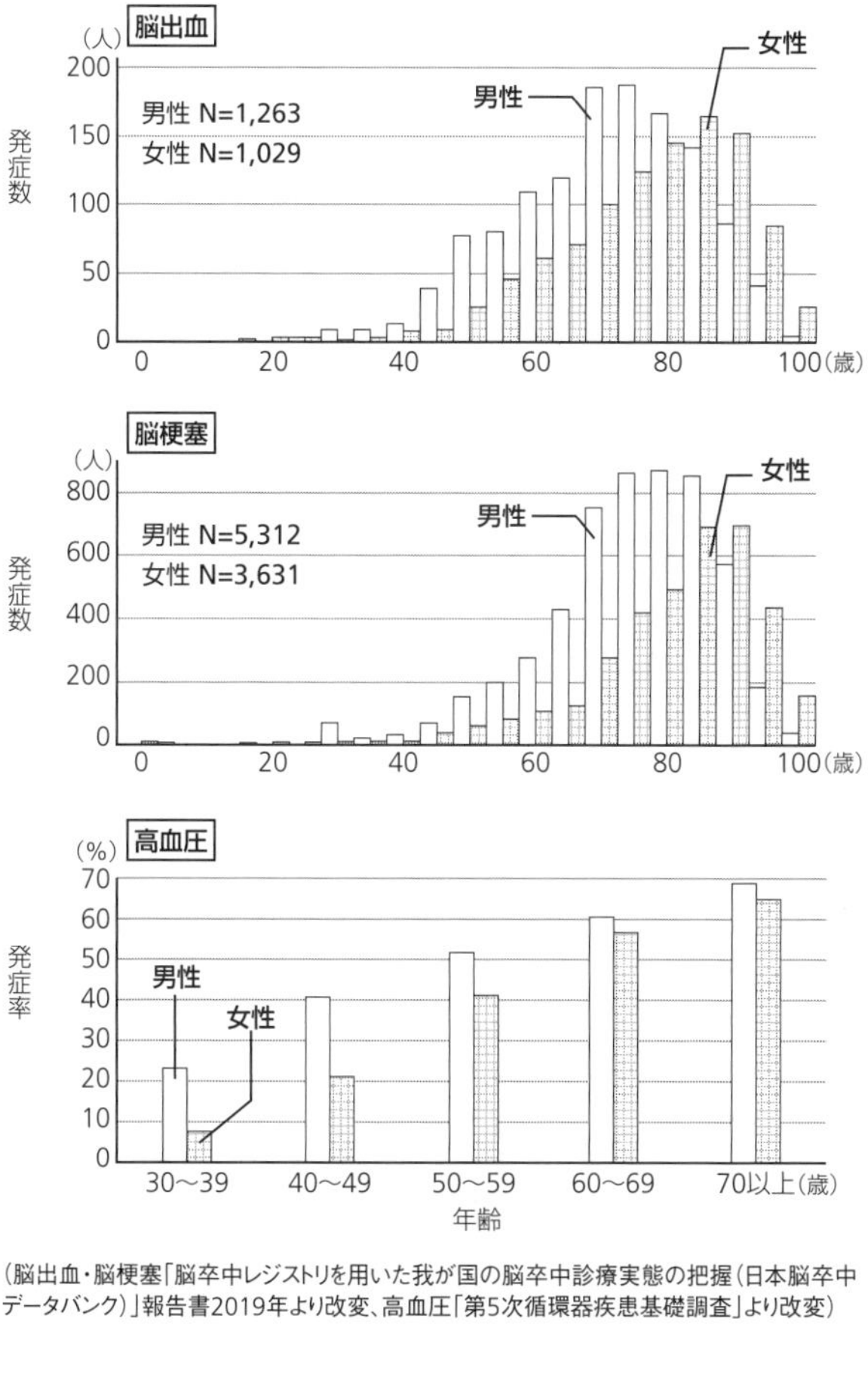

（脳出血・脳梗塞「脳卒中レジストリを用いた我が国の脳卒中診療実態の把握（日本脳卒中データバンク）」報告書2019年より改変、高血圧「第5次循環器疾患基礎調査」より改変）

ース一式を買えばすみます。けれども血管はホースと違い、古くなっても買い換えることができません。だからこそ、血圧を安定させて血管の劣化を抑えることが大切です。

しかし、血管には一つだけ、ホースにはない強みがあります。血管は「生きている」ので、早い段階であれば元の状態に戻せるのです。

日本でもっとも患者数の多い病気

世界保健機関（ＷＨＯ）は、「世界保健統計　２０１２年版」のなかで高血圧のデータを初めて取り上げて、**25歳以上の人類のうち、約４人に１人が高血圧**と推定しています。

この調査では上の血圧が１４０ミリ以上、もしくは下の血圧が90ミリ以上の人を高血圧と判定しました。

ＷＨＯが重い腰を上げたのは、これに先立って実施された調査から、世界全体で死亡者数と医療費負担を増やす原因の第1位が高血圧であることが明らかになったからです。第2位は喫煙、第3位が高血糖、続いて運動不足、肥満でした。日本を含む先進国に限ると、第1位が喫煙、第2位が高血圧、第3位が肥満となっています。

高血圧は先進国、発展途上国をとわず、深刻な社会問題になっているということですが、そのなかで日本の意外な善戦ぶりが目につきます。国別で見ると、日本人の平均血圧は男女ともに世界の平均より低く、ドイツ、スウェーデン、フランス、イタリア、英国などの欧米諸国を下回りました。**もはや日本は「血圧が高い国」ではない**のです。

けれども、厚生労働省が実施した「平成29年（２０１７）患者調査」によれば、継続して高血圧の治療を受けている人は国内に９９３万７０００人もいます。治療が必要なのに受診していない人がこの3倍にのぼると推計されていることから、高血圧を発症している人はおよそ４３００万人で、**日本でもっとも患者数の多い病気**と考えられています。

上の血圧が１４０ミリ以上、もしくは下の血圧が90ミリ以上の人を「高血圧」、上が１３０〜１３９ミリ、もしくは下が85〜89ミリを「予備軍」とすると、男性は、30代のほぼ３人に１人が高血圧ないし予備軍で、40代ではこれが半数を超え、50代は３人に２人を超え、60代になると5人のうち４人以上と、年齢を重ねるにつれて着実に増加します。

ほんの少し高いだけでも血管を傷つける

高血圧の程度はこと細かに分類されていて、正常血圧から始まって、正常高値血圧、高値血圧、Ⅰ度高血圧、Ⅱ度高血圧、Ⅲ度高血圧の順に高くなります。高いほどよくないわけですが、この分類のどこに当てはまったらマズイのか、線を引くことはできるのでしょうか。

この疑問に答えを出すための調査はすでに行われています。「NIPPON DATA80」という大規模な研究の一環で、対象としたのは30歳以上の日本人男女約1万人です。血圧の高さにもとづいて参加者を6つのグループに分けたうえで、その後14年にわたって**死亡率、脳血管障害の発症率、心疾患の発症率**の3つについて比較しました。心疾患は心筋梗塞をはじめとする心臓病のことです。

図5はその結果をまとめたグラフです。現在の高血圧の分類とは異なりますが、大きな傾向は変わりません。まず、上にある男性のグラフを見てください。血圧が上がるにつれて3つの項目すべての危険度が高くなり、上が130ミリ未満、下が85ミリ未満のⅡグループですら、完全に正常範囲のⅠグループとくらべると脳と心臓の病気の発症率が上がっています。

上が130ミリ以上か、下が85ミリ以上になれば心臓病の危険度は6倍以上高くなり、上が160ミリ以上、もしくは下が100ミリ以上となったら19倍以上まではね上がります。血圧は一定の数値を超えたら危険ということではなく、**ほんの少しでも上がれば、上**

図5　血圧は上がったぶんだけ血管の壁を傷つける

血圧が完全に正常な人の死亡率ならびに病気の発症率を1として、血圧の高さによって危険がどのくらい大きくなるかを比較しました。細かい違いは気にせず、傾向を大きくつかんでください。

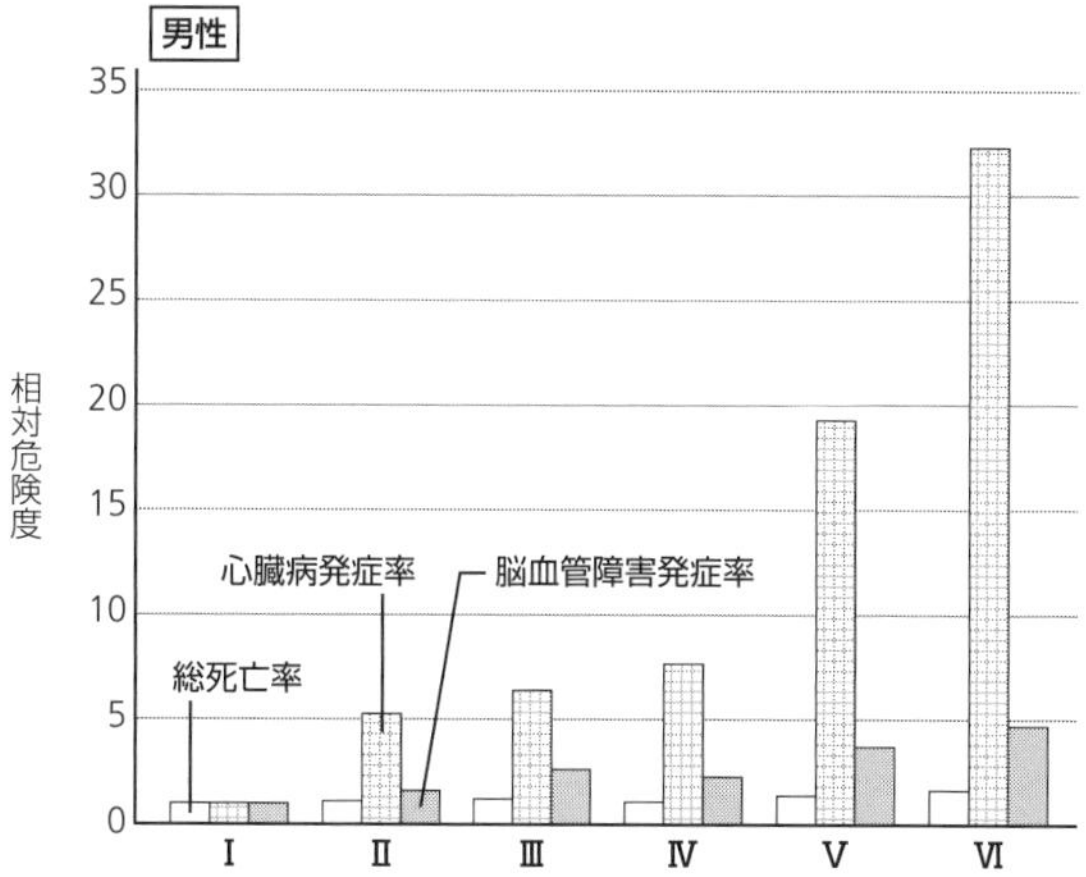

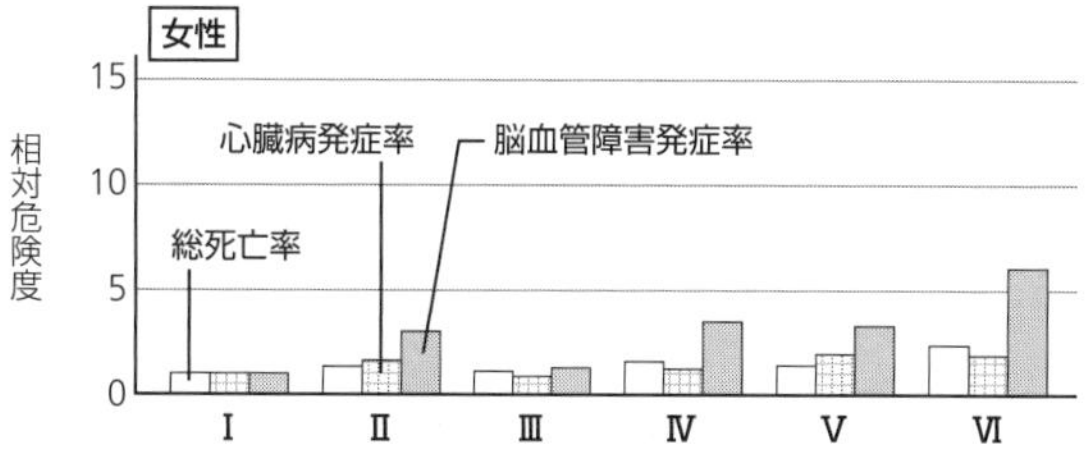

I：至適血圧　＜120/80mmHg、 II：正常血圧　＜130/85mmHg、
III：正常高値血圧　＜140/90mmHg、 IV：軽症高血圧　＜160/100mmHg、
V：中等症高血圧　＜180/110mmHg、 VI：重症高血圧　≧180/110mmHg

（"Impact of elevated blood pressure on mortality from all causes, cardiovascular diseases, heart disease and stroke among Japanese: 14 year follow-up of randomly selected population from Japanese -- Nippon data 80", Nippon Data Research Group, *J Hum Hypertens*, 17(12): 851-857, 2003より改変）

がったぶんだけ血管の壁に異変を起こすのです。

それにしても、図5で驚くべきは下にある女性のグラフです。男性と同じように血圧が上がっても、女性は心臓病の危険度がわずかにしか高くなりません。この背景に何があるかは46ページから説明します。

さて、血圧の基準についてちょっと補足しておくと、ときどき、「昔は高血圧の基準が現在よりゆるかった。年齢プラス100までは大丈夫と聞いたよ」と言う人がいます。確かに、現在よりゆるい基準で判定していた時代もありました。

ただし、ここで注意が必要なのは、昔の医師も「年齢プラス100くらいなら気にしなくていい」と考えていたわけではないことです。高血圧を原因とする脳出血が日本で非常に多いことは知っていたのですからね。

けれども、高血圧の発症率が現在よりずっと高かった時代には、血圧が高い人全員に指導を行うには時間も人手も圧倒的に足りません。やむなく、年齢プラス100を超えるくらい血圧が高い人を優先して治療を実施したのでしょう。これが誤った俗説となって広がったと考えられます。

現在の基準では、**病院で測った血圧が、上が140ミリ以上、もしくは下が90ミリ以上**

であれば高血圧と診断されます。自宅で測定する場合はリラックスすることを差し引いて、上が135ミリ以上、もしくは下が85ミリ以上が診断基準です。

図5でいうとⅢとⅣの境界にあたります。**薬を使うかどうかにかかわらず、生活習慣の修正が必要**です。

低血圧に正式な基準がない理由

高血圧は基準を少しでも超えるとうるさく指摘されるのに、低血圧については基準を守れと言われないのはなぜでしょうか。

じつは、日本では低血圧の正式な基準が決まっていません。上の血圧が100ミリ未満の場合に低血圧とみなすことが多いものの、たとえばアメリカ国立衛生研究所（NIH）は上の血圧が90ミリ未満、もしくは下の血圧が60ミリ未満なら低血圧としています。

基準が厳密でないのは、**低血圧がたいてい心配ないから**です。低血圧で症状があらわれるとしたら、もっとも多いのが立ちくらみとめまいで、この他に、朝なかなか起きられない、頭痛、肩こり、疲れ、胸が苦しい、吐き気、不安などをおぼえる人もいます。

けれども、日常生活が普通に送れていて、原因となるような病気が見当たらなければ、わざわざ薬を飲んで血圧を上げる必要はありません。低血圧への対処法も対策編で調べましょう。

低血圧の一種に起立性低血圧があります。急に立ち上がったときや、お風呂で温まっていた人がいきなり湯から上がったときなどに頭が一瞬ふらっとする現象です。いわゆる「立ちくらみ」ですね。この状態をさして脳貧血ということがありますが、起立性低血圧と貧血はまったくの別物です。

起立性低血圧はその名のとおり、立ったことによる血圧の低下です。脳は心臓より高い位置にあるため、心臓と血管は血液を一生懸命押し上げて、脳に血液を送っています。

手で首の側面に触れると、ドキドキ脈を打つ感じがするでしょう。ここを、頸《けい》動脈という太い動脈が通っています。**頸動脈には血圧を感知して脳に知らせるしくみ**があって、血圧がわずかでも下がると、脳はすぐに心臓の収縮を高め、血管を収縮させて血圧を上げ、脳に安定して血液が流れるようにしています。

しかし、不意に立ち上がると心臓の働きがついていけません。脳に向かう血液が少なくなって、軽いめまいをおぼえます。立ち上がった瞬間に、座った状態とくらべて上の血圧が20ミリ以上低下すると起立性低血圧です。元の血圧が高いか低いかには関係なく起立性低血圧は発生します。

とくに**高齢者は立ちくらみを起こしやすい**ことが知られています。ぬるめのお風呂で温まると、首から下の血管がゆったり広がり、血圧が穏やかに下がります。とてもよいことですが、このとき急に立ち上がると血管の収縮が間に合わず、立ちくらみにつながります。転倒を防ぐため、お風呂から上がるときはゆっくり立ってください。手すりがあると安心です。

これに対して貧血は、血液細胞の一種である赤血球の数が減ったり、中身が薄くなったりして、酸素を十分に運べなくなった状態を言います。自覚症状のあるなしにかかわらず、血液検査で異常がなければ貧血ではありません。

高血圧で老化が加速

年齢を重ねるにつれて血圧が高い人が増えるのは、それなりに丁寧に使っていても、古いホースは劣化をまぬがれないからです。若いころは低血圧だったのに、次第に高くなって、今では立派な高血圧という人もいるでしょう。

健康な動脈はゴムでできたチューブのようにしなやかで弾力があり、血液が流れる勢いに耐えられるようになっています。しかし、年齢を重ねるにつれて弾力が失われ、動脈硬化が進行します。この変化は40代、50代になって起きるわけではなく、なんと**生まれたばかりの赤ちゃんの動脈ですでに始まっています。**

先ほどの頸動脈をはじめ、血管には血圧を感知するセンサーがあり、脳は状況に応じて指令を出し、血圧を適切な範囲内で維持しています。

ところが、動脈硬化が進んで血管の壁が硬くなると、血圧センサーがうまく働かなくなるうえに、脳からの指令にこたえて直径を柔軟に変化させることもできなくなります。その結果、血圧が不安定になって、必要以上にはね上がったり、逆に下がり過ぎたりする現象があらわれます。

また、動脈硬化が進行すると壁が次第に厚くなり、血液が流れる部分が狭くなります。狭くなったところをこれまでと同じ量の血液がぎゅう詰めになりながら通るとなれば、血圧は当然上がります。

つまり、**高血圧が血管の壁を老化させるだけでなく、壁の老化が血圧をさらに上げる悪循環が起きる**わけです。

よく似た現象は糖尿病でも見られます。糖尿病になると血液中のブドウ糖の濃度、すなわち血糖値が上がりますが、ブドウ糖は濃度が高くなり過ぎると血管の壁を傷つけます。その一方で、血管の壁は劣化するとインスリンの働きを低下させる物質を作るため、これによって糖尿病の危険が高くなることが示されています。

高血圧と同じく、糖尿病も血管の壁を老化させる原因であり、結果でもあるということです。

とはいえ、これらの現象はいわば自然な変化で誰にでも起きるものです。

それなのに、やれ塩分に気をつけろ、やれタバコはやめろと口々に言われるのには理由があります。それは、ほとんどの人が自然な老化の範囲を超えて**無駄に血圧を上げ、動脈硬化の進行をわざわざ速めている**ことです。

100歳を超える長寿者は、85歳以上100歳未満の高齢者とくらべて、高血圧の人の割合が半分しかないのをご存じでしょうか。**血圧が高いと老化が速く進むために、寿命が短くなる**可能性があるのです。

ドロドロ脂肪がべったり「おかゆ血管」の恐怖

老化にともなう血圧の自然な変化は意外に小幅なものです。日本高血圧学会の『高血圧治療ガイドライン2019』によれば、75歳未満の成人にとって望ましい数値は、病院で測ったときに上が130ミリ未満、下が80ミリ未満であるのに対し、75歳以上の後期高齢者では上が140ミリ未満、下は90ミリ未満です。

つまり、加齢によって血圧が上がるといっても、上も下も10ミリ程度に過ぎず、「年齢に100を足した数字までなら大丈夫」とは、とてもいえないことがわかります。

動脈硬化も同様です。望ましくない生活習慣は**自然な老化を上回る不健康な動脈硬化**を引き起こします。**その代表が粥状《じゅくじょう》硬化**です。

粥状の「粥」は読んで字のごとく「おかゆ」のことで、おかゆのようにドロドロした脂肪が動脈の壁の内側にべったりくっつくことから命名されました。粥状硬化が進むと血管の壁の内側に血の固まりが付着したり、壁の表面がただれたりして、ついには詰まってしまいます。

図6は首の横を流れる頸動脈の壁で「おかゆ化」が進む様子を写真とイラストで示したものです。健康な頸動脈は血液がすいすい流れていますが、おかゆが壁にたまると血液の通り道が狭くなります。

「おかゆ血管」がどのくらい進んでいるかを見分ける簡単な方法は、上の血圧と下の血圧

図6　壁にたまった「おかゆ」が血管をふさぐ

脳に向かう頸動脈の超音波検査画像で、血管を縦に切り、中の様子を見ています。写真の黒い部分が血液で、左から右に流れています。おかゆ状の脂肪が増えて頸動脈をふさぐと脳に血液が届かなくなりますが、「おかゆ化」が怖いのは、脳、心臓、腎臓など全身の血管で同時に進行することです。

健康な状態の頸動脈

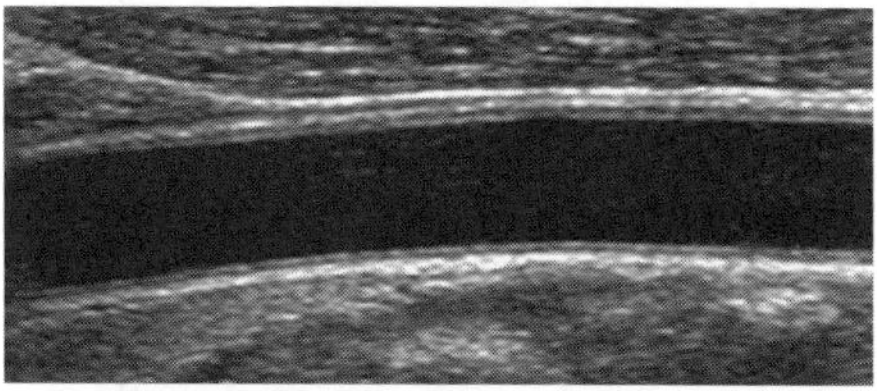

通路が狭くなった頸動脈

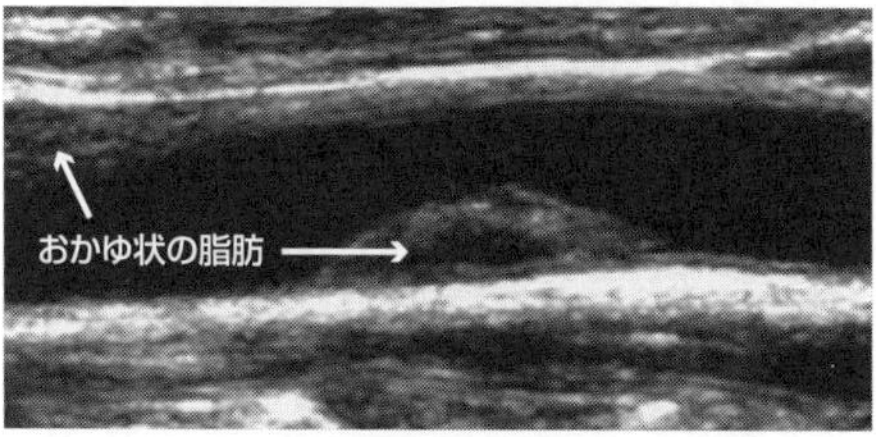

通路が詰まった頸動脈

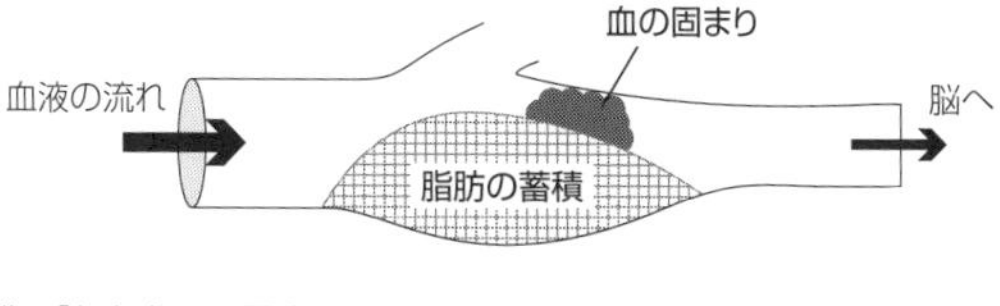

（画像は「超音波による頸動脈病変の標準的評価法 2017（日本超音波医学会）」ならびに『Strandness's Duplex Scanning in Vascular Disorders』R. Eugene Zierler RE *et al.* より改変、イラストは町田市民病院ホームページ「頸動脈狭窄症」資料より改変）

の差に注目することです。年齢を重ねて血管の壁が自然に厚くなった場合は、上の血圧と下の血圧のどちらも上がるのが一般的です。しかし「おかゆ化」が進行すると、上の血圧は高いままで下の血圧はむしろ下がり、上下の差が大きくなることがわかっています。

上の血圧と下の血圧の差を脈圧《みゃくあつ》と呼びます。血圧がいくら高くても、**上下の差、つまり脈圧が大きければ心配ない、と言う人がいますが間違い**ですね。前回の健康診断の結果が手元にあれば計算してみてください。脈圧が65を超えると脳梗塞、心筋梗塞などの危険が高くなるとされています。

おしゃれ心が血圧を下げた

年齢の影響を受けるといっても、高血圧や動脈硬化が進行する速度には個人差があります。10代ですでに血管の壁が傷んでいる人もいれば、70代、80代になっても壁が若々しい人も少数ながらいて、血管の壁の健やかさは大きく異なります。

いったい何がこの差を生むのでしょうか。

33ページ図4の下のグラフをもう一度見てください。女性は男性より遅れて高血圧になり、50代でようやく男性の発症率に追いつき始めますが、60代、70代になっても、その割合が同年代の男性を追い抜くことはありません。

その秘密が女性ホルモンです。女性ホルモンには血圧の上昇を抑えて、血管を守る力があります。閉経をむかえると大きく減少するとはいえ、女性の体に多い皮下脂肪にも女性ホルモンを作る力があるため、女性の体内では女性ホルモンが作られ続けます。

これこそが、37ページの図5で見たように、女性は血圧が上がっても心臓病を発症しにくい最大の原因と考えられます。

なかでも**日本人女性は、心筋梗塞に代表される心臓病による死亡率が世界一低い**ことが知られています。血圧が高くなると心臓病の発症率が上がるはずなのに、日本人女性は血圧が上がっても心臓病の発生に結びつきにくいようなのです。

体が作るホルモンが違うんだから、男にはどうすることもできないよと思うかもしれませんが、じつは、**男性ホルモンにも血管を広げて血液の流れをよくする働き**があります。そのため男性ホルモンが少なくなると、やはり血圧が上がりやすくなります。

厚生労働省の統計を時代を追って調べると、面白いことがわかります。さしもの日本人女性も、少し前までは80代になると平均血圧が男性を上回っていました。この原因ははっきりわかっていませんが、男性のほうが平均寿命が短いために、昔の80代男性は、寝たきりを含めて、あまり活動しない人が多かったからかもしれません。

これが現在のように逆転したのは、日本人全体の血圧が低下傾向を示すなかで、**女性の平均血圧が男性より大きな下げ幅を示した**からです。これにより、今では年代をとわず女性のほうが平均血圧が低くなりました。

ここには肥満を原因とする「メタボ高血圧」が大きくかかわっています。高血圧の原因といえば、かつては塩分の摂り過ぎと考えられていましたが、昨今は高血圧の原因が様変わりして、肥満による高血圧が増えています。

詳しくは対策編を見ていただくとして、高齢女性の高血圧が順調に減った背景には、肥満を放置しがちな男性と異なり、女性は外見に気をつかい、体重を維持しようとつとめることがあると考えられます。

健康意識の違いも大きく、ある調査によれば、「健康を維持するために、日ごろから健康や病気に関する情報を集めていますか」という質問に「はい」と回答した人は、50代、60代ともに男性は女性の半分もいませんでした。女性たちの奮闘は、**一見手ごわい高血圧にブレーキをかけられる**ことを教えてくれています。

遺伝の影響はどのくらい?

「オレの血圧が高いのはしかたないよ。親が高血圧なんだから」と言う人がいます。そういう傾向は確かにあって、両親がともに正常血圧の人は高血圧になる危険が5〜10パーセントしかないのに対し、**両親がそろって高血圧だと、子どもは約50パーセントの割合で高血圧**になります。

けれども、この数字だけを見て、高血圧は遺伝が50パーセントと考えることはできません。家族は**血がつながっているだけでなく生活習慣も似ている**からです。ずっと一緒に同じような料理を食べ、親がタバコを吸うのを見て、子どももなんとなくタバコに手を伸ばす。こういう環境にあれば、親子の血圧が似ていてもおかしくないでしょう。

女子中学生の喫煙率に関する調査から、両親がともにタバコを吸わない家庭とくらべて、父親が喫煙する家庭は娘の喫煙率が2・4倍高くなり、母親が喫煙していると3・1倍も上がることがわかっています。

味覚についても興味深い調査結果があります。塩分を多く含む料理を食べ慣れていると、塩味を舌で感じる力が麻痺してしまい、普段より塩分が少ない料理では味が薄く感じるそうです。

子どものころから親と一緒に塩気の強い食事をしていたら、塩味に対して味覚が鈍くなり、成長してからも塩分の強い料理を好む恐れがあります。

生活習慣病はその名のとおり、持って生まれた「なりやすさ」に、生活習慣の影響が重なって発症します。しかも最近の研究から、遺伝子にはスイッチがあって、生活習慣が遺伝子のスイッチを入れたり切ったりしていることが明らかになっています。**生活習慣は遺伝子の働きにまで影響をおよぼしている**のです。

高血圧の発症と進行に遺伝がどのくらい関係するのかを数値で示すのは難しいのですが、寿命については最近大規模な調査が行われています。

これによると、寿命のうち本当の意味で遺伝によって決まるのは16パーセントに過ぎず、残りの84パーセントは生活習慣、受けられる医療の水準、生活環境などの「変えられる影響」が原因でした。

あえて推測するなら、**高血圧も純粋に遺伝の影響を受けるのは20〜25パーセント程度で**はないかという気がします。

血管の壁が寿命を左右する

動脈と静脈は「血の色」も壁の厚さも違う

ここまで見てきたように、高血圧は血管の壁を劣化させる原因であり、結果でもあります。そして近年、血管の壁の劣化が肌のシミ、シワ、ＥＤなどの老化現象にも関係することがわかってきました。詳しくは抗老化編を見ていただくとして、ここではまず、**血管の壁とは何者で、普段は何をしているのか**を押さえておきましょう。

その正体は、持ち上げると向こうが見えるほど薄い膜です。

血管は心臓から出発して、網目のように細かく分かれながら全身の組織に酸素と栄養を運んでいます。このとき、**心臓から全身に向かう血管が動脈、組織から心臓に戻る血管が静脈**で、すべてつなぎあわせると約10万キロメートル、地球2回り以上の長さになります。

心臓から出たばかりの血管は直径がおよそ2・5センチメートルですから、500円硬貨がはまり込むくらいの太さがあります。これが枝分かれを繰り返すことで次第に細くなり、ついには直径わずか5〜10マイクロメートルの毛細血管になります。マイクロメートルは1000分の1ミリメートルにあたる単位で、ミクロンと同じ意味です。ここまで細くなると**血液細胞一個が通り抜けるのがやっと**です。

毛細血管は他の細い血管と合流しながら静脈と名前を変え、今度は少しずつ太さを増して、最後は直径2センチメートル程度まで太くなり、心臓につながっています。

組織に酸素と栄養を運ぶ動脈は老廃物を回収する静脈より大切なので、外からの衝撃が加わらないよう、深いところを走っています。そのため、目の奥の細い動脈を除くと外から見ることはできず、**手の甲や腕の内側を走る青っぽい血管はすべて静脈**です。

理科の教科書では、床屋さんの看板よろしく、動脈を赤、静脈を青で描くのがお約束ですが、静脈を流れる血液は、実際には青ではなく暗い赤色をしています。

転んですりむいたり、指先をうっかり切ったりしたときのことを思い出してください。血液は真っ赤ではなかったでしょう。あれが静脈の血です。血液は酸素を多く含んでいるほど赤色が鮮やかになる性質があるので、動脈の血が真っ赤なのに対して、静脈の血は色が暗くなるわけです。

それが皮膚越しだと青く見えるのは、光の波長の違いによるものです。青い光は波長が短く、皮膚の表面近くで反射して目に飛び込んできます。これに対して、赤い光は波長が長いため、皮膚の奥で吸収されてしまい、目に届きません。その結果、血管のある部分が青く見えるようです。

流れる血の色の他に、動脈と静脈は壁の厚さも異なります。**心臓が力強く押し出す血液が強い圧力で動脈の壁に当たる**ため、動脈はしっかりした筋肉と弾力のある線維で身を守りながら、柔軟に直径を変えることで血液がまっすぐ流れていくようにしています。

それとは対照的に、組織からの帰り道にあたる**静脈は流れの勢いが弱い**ので、分厚い筋肉は必要ありません。先ほど、静脈のもっとも太い部分は直径約2センチメートルと書きましたが、静脈は壁が薄く、姿勢を変えるだけで簡単につぶれたり曲がったりするため直径を測るのは一苦労だそうです。

血液検査のときに細いゴムのチューブで腕をしばるのは、圧迫によって静脈がつぶれて一時的に流れが止まり、採血しやすくなるからです。腕の深いところを流れる動脈は壁が強く、あの程度の圧迫なら流れはほとんど止まりません。

静脈の流れはその名のとおり静かで、そのままだと流れがとどこおったり、逆流したりしがちです。そのため静脈の内側の壁には、ところどころにネズミ返しのような弁があり、血液が常に一方通行で流れるようになっています。

「レンガの内壁」が血管を守る

このように動脈と静脈は壁の造りが異なりますが、大きな共通点があります。動脈、静脈、毛細血管をとわず、血管の壁の内側は無数のレンガをきれいに張りつけたようになっているのです。図7の右上のような、レンガ張りのトンネルを思い浮かべてください。

医学用語では、**レンガの壁全体を血管内皮**《ないひ》、**一個一個の小さなレンガを血管内皮細胞**と呼んでいます。なんといっても血管は総延長が約10万キロメートルもあるため、内側の壁の表面積を全部合わせるとテニスコート4〜6面におよびます。

血管の他に、心臓の内側とリンパ管の壁も内皮細胞でおおわれていますが、本書では「レンガの壁」とか「内皮細胞」という言葉を、血管の壁をさして使うことにしましょう。

血管の壁を内張りするレンガはきわめて薄く、コーティング処理をほどこしたくらいの厚さしかありません。けれども、建物のレンガの壁が火災と熱に強く、丈夫で長持ちするのと同じように、薄いながらも一個一個の**レンガが固く結びつき、血管を守る役割**を果たしています。

図7　血管を内張りする「レンガの壁」

血管の内側はレンガを張りつけた壁のようになっています（右上）。血管を縦に切って拡大すると（右下）、血管のレンガは長方形ではなくひしゃげた菱形《ひしがた》のような形をしています。毛細血管ではレンガとレンガの隙間を通って物質が出入りします。

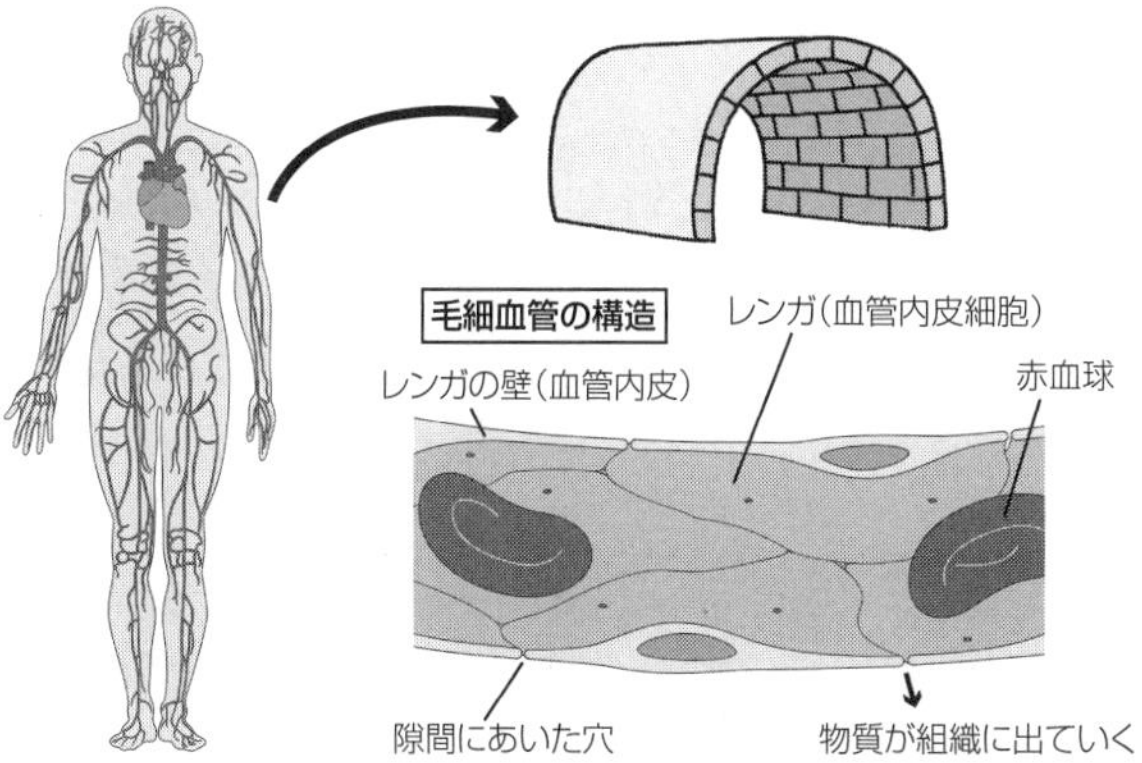

それどころか、本物のレンガ以上の力も秘めています。ケガなどで血管が切れたとき、その先にある組織まで血液を流すには、切れた血管の代わりに新しい血管を作る必要があります。すると、傷ついた場所の近くにあるレンガの壁が変化して、レンガどうしの結びつきが一時的にゆるむのです。

ばらばらになったレンガは血管の外に出ると、新しく血管を作りたい場所に移動してそこで増えながら整列し、トンネル状につながってレンガの壁を作ります。これを取り巻くように血管本体ができていき、しっかりした血管が完成します。

レンガのあとを血管の壁がぞろぞろつ

いていくようにも見え、グリム童話『ハーメルンの笛吹き男』を思い起こさせます。
血管を守り、必要に応じて「ハーメルン現象」で新しい血管を作るには、壁のレンガを健康に保つことが重要です。

体内に張りめぐらされた天然の物流システム

動脈は枝分かれするにつれて壁の筋肉が少なくなって、毛細血管まで来ると筋肉は消えてしまいます。こうなると、壁といっても、レンガが整然とならんでできたトンネル状の薄い膜です。あまりにも薄いので、毛細血管の中に入ることができたとしたら、水族館にあるトンネル型の水槽よろしく、壁の向こうをながめながら散歩ができるくらいです。

しかし、トンネル水槽の壁と、毛細血管の壁には決定的な違いがあります。トンネル水槽は当然ながら壁に穴があいていないのに対し、**毛細血管のレンガの壁は顕微鏡で見ると隙間だらけ**なのです。

そもそも血管が存在するのは、血液に溶けた酸素と栄養を全身の組織に届けるためです。では、行った先でどうやって組織に酸素と栄養を渡すのでしょうか？

はい、だから壁に隙間があるのです。図7の右下のイラストを見てください。酸素と栄養は隙間にあいた穴から血管の外にしみ出して、それと引き替えに、組織で発生した不要な二酸化炭素と老廃物が隙間から血管に入ってきます。

いうなれば、隙間の穴が**宅配便とゴミ収集の受け渡し窓口**になっているわけで、そう考えると、心臓と血管は生物がそなえた精密な物流システムといえます。動脈と静脈の壁には、厚さは異なるとはいえ筋肉があるため、壁の隙間を通って物質が血管から出て行けるのは毛細血管だけです。

壁に隙間があったら血液が漏れてしまわないかと心配になりますが、毛細血管は血液細胞がやっと通り抜けられるくらい細いのでしたね。その壁にできた隙間ですから血液細胞には小さ過ぎて、血管から漏れ出す恐れはありません。図7右下のイラストで、毛細血管の中を流れているのは血液細胞の一種である赤血球です。

また、壁が一種のフィルターのように働くため、小さな物質であっても、必要がなければ出て行かないようになっています。

脳の毛細血管は例外で、壁のレンガが隙間なくぴっちり張りつけられています。これについてはのちほど改めて取り上げます。

人は血管とともに老いる

心臓は1分間に平均5リットルの血液を力強く送り出しており、心臓から出た直後の血液の流れは秒速約50センチメートルにのぼります。激流にさらされることで壁の内側にはどうしても傷がつくため、休みなく修復が行われています。

高速道路や新幹線を「経済と暮らしを支える大動脈」と表現することがあります。まさに言い得て妙ですが、重要な道路や鉄道であればあるほど、徹底的な維持管理が求められます。「蟻《あり》の穴から堤《つつみ》も崩れる」というように、ほんの小さなくぼみが膨大な損失と、最悪の場合は人的被害につながる恐れがあるからです。

それが生命を支える血管であればなおさらでしょう。それでも、血流に加えて生活習慣の乱れなどによる壁への攻撃が激しくなれば、汚れや破損が日常的に起きるようになり、修復が後手に回り始めます。

先に、「高血圧だけでは自覚症状は起こらないと考えてください」と書きました。ここで厳密な話をすると、わずかな自覚症状はあるようです。それを手がかりにして、この段階で生活習慣を改めることができればよいのですが、**ときどき軽い頭痛がするとか、肩こり、疲れ、息切れが気になるなどのありふれた症状**なので、血圧と結びつけて考える人はほとんどいません。

やがて血管を流れる白血球が、壁についた小さな傷から壁の内部に侵入します。**白血球はそこでマクロファージという大型の細胞に変化**して、脂肪をどんどん蓄積させます。

こうして動脈硬化が始まって、温かい血液の流れが悪くなれば肩こりや冷え症も起きてきます。また同じ年齢でも老けて見える人は、若く見える人とくらべて動脈硬化が進行している傾向があると指摘されています。その先に脳梗塞、心筋梗塞が待っています。

近代医学の発展に大きな貢献をしたウィリアム・オスラー博士は、「人は血管とともに老いる」と述べました。レンガの傷に始まる**動脈硬化が、その人の健康と寿命を決める**という意味です。

免疫力の危機を招く「レンガ」のはがれ

動脈硬化とならんで近年注目されているのが「ゴースト血管」です。毛細血管の流れが悪くなり、途中でとぎれてしまう現象のことで、正式な医学用語ではありません。命名した専門家によれば、人がいなくなった町をゴーストタウンというのになぞらえて、毛細血管が少なくなった状態をゴースト血管と呼んだのだそうです。

毛細血管のゴースト化は、**血管の壁のレンガがゆるんで浮き上がる**ことから始まります。新しい血管を作るときには一時的にレンガのつながりがゆるみますが、これと似た現象が必要もないのに起きるわけです。

図8の左は毛細血管を外から見たところです。たくさんのレンガが互いに結びついてトンネルを作り、その外を**周皮《しゅうひ》細胞**が取り巻いています。周皮細胞は、いわば「束ね細胞」としてレンガの壁を外から優しく束ね、壁を安定させるとともにレンガを成熟させる役割を果たしています。

「束ね細胞」がレンガを外から完全におおうと物質が血管に出入りするための穴がふさがってしまうため、「束ね細胞」はまだらにしか存在しません。図8の右のイラストからわかるように、ここに有害な影響が加わるとレンガとレンガ、レンガと「束ね細胞」の結びつきが弱くなり、レンガがはがれてばらばらになります（右下）。

そうなると隙間が広がって血液が漏れるようになり、やがて毛細血管が崩れて消えてしまいます。これがゴースト化で、年齢に加えて生活習慣の問題が重なると進行が速まります。

毛細血管が消えてしまえば、その先の組織に新鮮な酸素と栄養を届けられなくなります

図8 「レンガ」がはがれるとトンネルが消える

毛細血管の壁はレンガがトンネル状につながってできていて、これを「束ね細胞」が取り巻いています（左）。毛細血管を縦に切って横から見ると、健康な血管ではレンガがきれいにならんでいますが（右上）、有害な影響を受けて細胞どうしの結びつきが弱くなると、レンガがはがれてゴースト化が始まります（右下）。

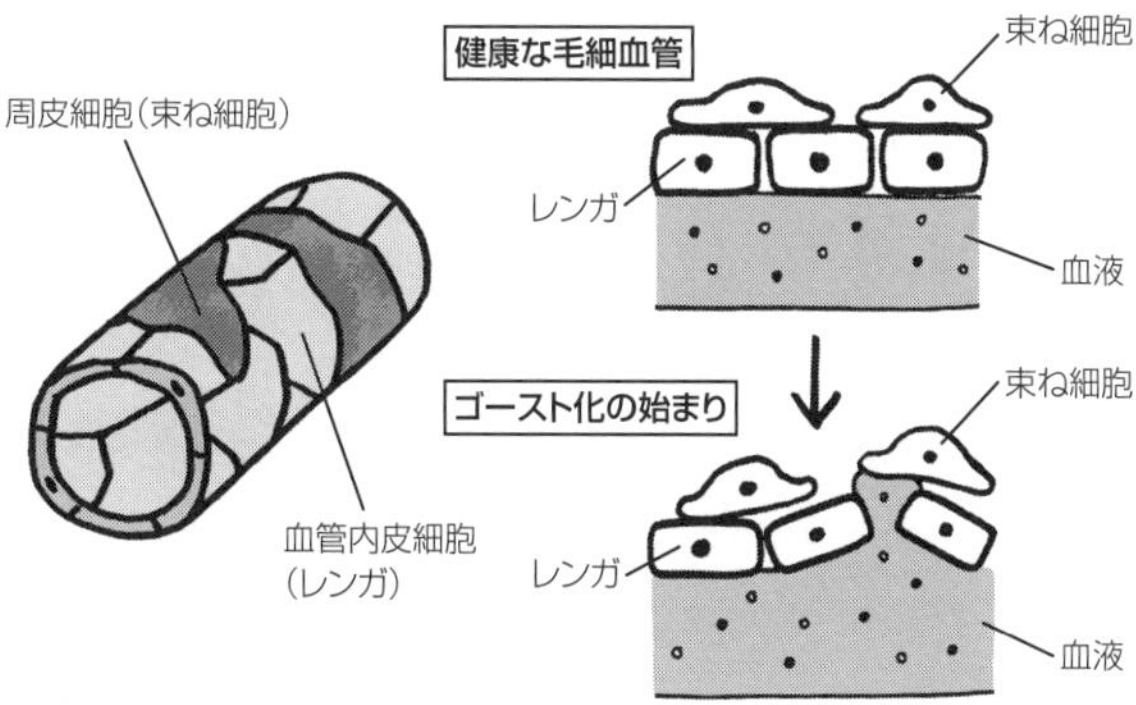

し、血管には免疫細胞も流れています。免疫細胞が体のすみずみまでパトロールできなくなったら、免疫のしくみが働きにくくなって、体の外から侵入した病原菌やウイルス、そして体の中に発生したがん細胞などと戦う力が低下することになりかねません。

動脈硬化とゴースト血管は、どちらも認知症をはじめとする老化の発生とかかわっているとされ、その進行を大きく左右します。

認知症にはいくつか種類があり、動脈硬化ととくに関係が深いのが、認知症のなかで2番目に多い血管性認知症、別名、脳血管性認知症です。高血圧が引き金となって脳の細い血管に動脈硬化が発生し、これによって小さな脳梗塞がいくつも起きることで認知症があらわれます。

その一方、ゴースト血管は、認知症でもっとも多いアルツハイマー型認知症の進行を促すとされています。毛細血管は組織にとって不要な物質を捨てるための通路でもあるため、ゴースト化して減ってしまうと、アミロイドβ《ベータ》という有害物質が脳にたまってしまうからです。アミロイドβには**神経細胞を破壊する性質**があります。

ただし、アルツハイマー型認知症の発生にも動脈硬化が関係すると考えられていますし、日本では認知症患者さんの5人に1人が血管性認知症とアルツハイマー型認知症の両方を発症した「混合型」です。認知症の背景には、かなりの確率で動脈硬化とゴースト血管の両方が隠れているわけです。

血管は自分で血圧を下げている

レンガの壁は血管を内側から支え、守っているだけではありません。あの薄さでさまざまな物質を作り、血液が適切な速度でスムーズに流れるようにしています。

レンガが作る物質は大きく二つのグループに分けられます。一つが、血圧を下げるとと

図9　血管の壁は血圧を調整する物質を作っている

血管の内側をおおうレンガの壁は血圧を調整する物質を作っています。このうち一酸化窒素は血管の壁を広げ、エンドセリンは壁を収縮させることで、それぞれ血圧を下降、上昇させています。下のイラストを左から順に見てください。

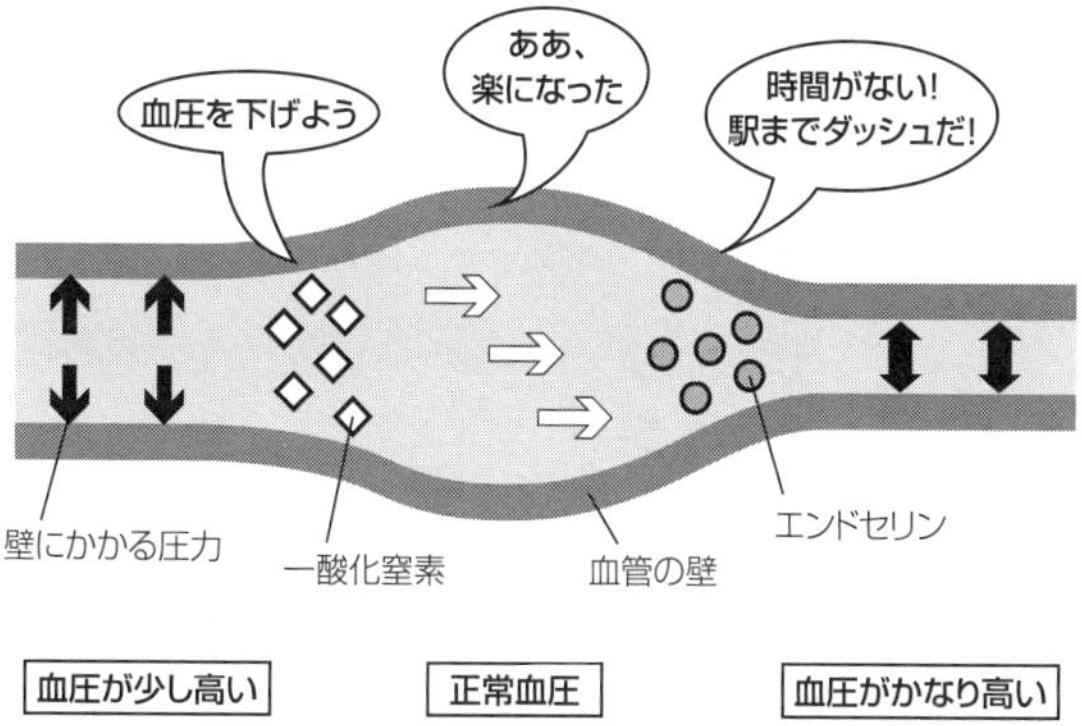

もに血管の壁に血液がこびりつくのを防ぐグループ。もう一つが、逆に血圧を上げて、血液を固まりやすくするグループです。面白いことに、**血管は血圧を下げる物質と、血圧を上げる物質を自分で作っている**ことになります。

これらの物質のうち、血圧を**下げるものの代表が一酸化窒素《ちっそ》**、血圧を**上げるものの代表がエンドセリン**です。ここでは、それぞれの物質が血圧を調整するしくみをざっと見ておきましょう。

図9のイラストの左のほうを見てください。血管の中が狭くて、ちょっと血圧が高いなと感じると、レンガの壁は一酸化窒素を作り、血管の壁にある筋肉をリ

図10　壁の筋肉が収縮すると血管が狭くなるのはなぜ?

二の腕を力一杯曲げると力こぶができる(左)ことからわかるように、筋肉は収縮すると太く短くなります。血管の壁には血液の通路を取り囲むように筋肉が存在し(右上)、これが収縮すると血液の通路が狭くなり、筋肉がゆるむと通路が広くなります(右下)。

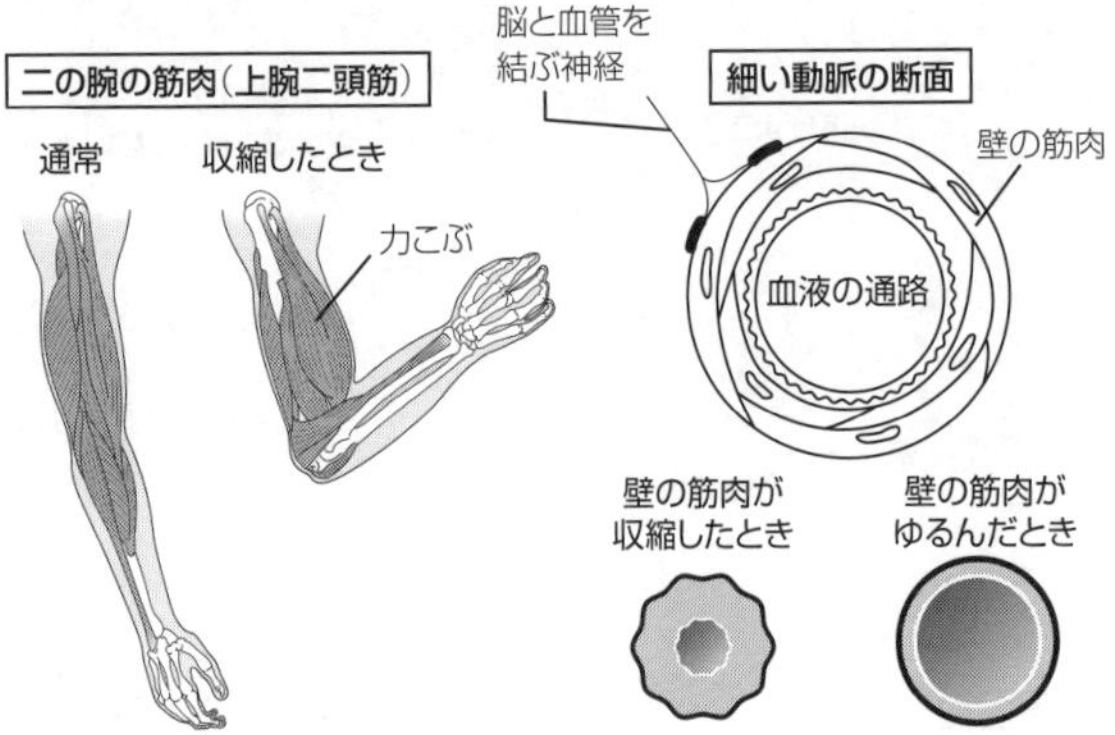

ラックスさせます。白い菱形の**一酸化窒素が出てくると血管が広がり、血液がゆったり楽に流れる**ようになって血圧が下がります。

　壁の筋肉の状態によって血圧が変化するのは、筋肉には収縮すると太く短くなり、リラックスすると細く長くなる性質があるからです。図10の左は、二の腕にある上腕二頭筋《じょうわんにとうきん》という筋肉が収縮したときの様子です。力を入れて二の腕を曲げると力こぶができますね。その正体がこの筋肉です。

　図10の右は細い動脈の断面です。血管の壁には小さな筋肉がたくさんあり、血液の通り道を取り巻いています。一個一

個の筋肉が収縮して短くなると、右下に示すように血管の壁がすぼまって血液の通路が狭くなります。

組織に必要な血液の量は体と心の状態によって刻々と変化しますが、**一酸化窒素が十分作られていれば血管は余裕を持って対応できる**ので、血圧が上がり過ぎたり、下がり過ぎたりすることがありません。

その力はとてつもなく強いものです。狭心症では心臓を流れる血管が狭くなるため、心臓に送る酸素が不足して、心臓に激しい痛みが起きることがあります。そんなとき、血管の壁に働きかける薬を内服して一酸化窒素を大量に発生させると、心臓の血管が一気に広がって痛みが嘘《うそ》のように消えます。

ちょっと意外なことに、一酸化窒素の減少はＥＤの発症ともかかわっています。そのため、現在日本で3種類認可されているＥＤ治療薬は、すべて一酸化窒素を働きやすくする作用を持っています。ＥＤについては抗老化編で確認しましょう。

大切なのはアクセルとブレーキのバランス

血圧を上げたほうがよい状況になると、レンガの壁はエンドセリンを作ります。図9の中央右寄りに描かれた丸がエンドセリンです。エンドセリンは一酸化窒素とは反対に、血管の壁にある筋肉を収縮させて血液の通り道を狭くします。そこにいつもと同じ量の血液が流れ込むわけですから、血管の壁にかかる血液の圧力、すなわち血圧が上がります。

乗客の人数はそのままで、電車の車両を小さくしたら車内がぎゅう詰めになるでしょう。それと似た状態になるわけです。血管の壁は血圧の調整にかかわる物質を何種類も作っていますが、そのなかで、**血圧を上げる働きがもっとも強く、もっとも長時間続くのがエンドセリン**です。

エンドセリンは日焼けした肌にシミができたり、もともとあったそばかすが濃くなったりするのにもかかわっています。こちらも詳しくは抗老化編にゆずるとして、血圧は上げるわ、シミは作るわでは、エンドセリンにはおとなしくしていてほしいと思うのが人情です。

幸いなことに、健康な人の血管の壁は善玉グループを活発に働かせる一方で、エンドセリンはほんの少ししか作っていません。けれども、困り者の**エンドセリンにも大切な役割がある**のです。

通常の状態では、エンドセリンは一酸化窒素とバランスよく働くことで血圧を調整しています。そのおもな舞台が、動脈がどんどん細くなって臓器の中に入ったあたりにある細《さい》動脈です。毛細血管の手前にあたる部分で、ここまで来ると血管の直径は0・5ミリメートル足らずですが、細動脈の壁にはしっかりした筋肉があります。

脳は「ちょっと血圧が高いな」とか、「少し低過ぎないか？」と感じると、壁に指令を出して一酸化窒素やエンドセリンを作らせ、筋肉の収縮を調整します。このときには副腎《ふくじん》、腎臓など他の臓器からも応援の物質が駆けつけて、血圧を適切な範囲で維持するための作業に加わります。

細動脈に動脈硬化が起きたり、壁の筋肉が必要以上に収縮したりすれば血液の通路が狭くなった状態が続き、高血圧を発症します。

動脈も静脈も心臓も、毛細血管を支える黒子

エンドセリンの見せ場はまだあります。人の体はとてもよくできていて、**決まった場所だけで血圧を上げる**ことができるのです。

短距離走で考えてみましょう。力いっぱい地面を蹴るには、肺で酸素をしっかり取り込んで、酸素と栄養を含む新鮮な血液を足の筋肉にどんどん流す必要があります。そのため、

脳からの指令で心臓の収縮回数が増えて、血液が大量に送り出されます。

ところが、このとき面白いことが起こります。走っているあいだは内臓にはとくに仕事がないため、内臓を流れる血管は壁でエンドセリンをたくさん作って血管を収縮させます。内臓に行く血液が少なくなれば、走るのにかかわる臓器に血液を集中させられますからね。臓器に入ったあたりで血圧を調整しているのは、その先にある毛細血管への負担を少しでも軽くして、最適な状態で機能を果たせるようにするためと考えられます。

先に述べたように、血管の仕事は全身の組織に酸素と栄養を届けることです。その観点に立てば最前線で活躍しているのは毛細血管であり、**動脈も静脈も、そして心臓ですらも、毛細血管が最大限に力を発揮できるように支える黒子**といえそうです。

エンドセリンがシミを作るのにも意味があります。シミの黒い色は、皮膚の奥で作られたメラニンという色素によるものです。メラニンには有害な紫外線を吸収して皮膚の細胞を守る働きがあるため、メラニンを作るのは体が持つ防衛反応の一種なのです。

本書は血圧を下げる働きに着目して善玉、悪玉という表現を使っていますが、視点を変えれば、体内の物質は果たす役割が違うだけで、善も悪もないわけです。

日本で行われた調査から、現時点で正常血圧であっても、**血液中のエンドセリン濃度が**

高い人は、そうでない人とくらべて**7年後に高血圧を発症する危険が1・9倍高い**という結果が得られています。

また、正常に見える動脈でも、広がりが悪い箇所があると、やはり7年後にその場所で動脈硬化が進んでいたという報告もあります。症状があらわれるずっと前から、血管の壁の老化は始まっているのです。研究が進めば、血管の老化を早期発見できるようになるかもしれません。

医学検査で血管の状態はここまでわかる

血管はすべて体の中にあるため、血管の壁の状態を体の外から正確に診断するのは大変です。それでも近年、画像診断技術が飛躍的に進歩して、たとえば脳梗塞の疑いがあるならＭＲＡ検査、心臓の血管が途中で狭くなっている恐れがあれば心臓カテーテル検査などが行われるようになっています。

ＭＲＡは「磁気共鳴血管造影法」を意味する英語の頭文字です。得られた画像をコンピューターに取り込んで、脳の血管を立体的に描き出します。検査は横になっているだけで終わり、放射線は使いません。詰まりかけたり、破裂しそうになったりしている血管がないか、あらゆる角度から観察できます。

一方の心臓カテーテル検査では、足のつけ根か腕の血管から柔らかい管を入れて、先端を心臓の中や心臓を流れる動脈まで進めます。これにより心臓の動き、血液の圧力、心臓を流れる動脈の状態などがわかります。同じ方法で、肺、首、お腹、胸、足などの太い動脈も観察できます。

血管に管なんか入れたら痛そうだと思うかもしれませんが、**血管の内側には痛みを感じる神経がない**ため、管が動いても苦痛はありません。これは、ありがたいですね。

もっと手軽に実施できるのが、首の側面を縦に走る頸動脈に超音波を当てて、動脈硬化の進行を調べる頸動脈超音波検査です。45ページの図6に掲載した写真は、この検査で得られたものです。

首の動脈はそのまま脳につながっており、ここで動脈硬化が起きていれば、脳の血管でも異常が始まっていると推測できます。血液が流れる速度も判定でき、数ある検査のなかでも、動脈の状態についてもっとも詳しいデータが得られるとされています。

目の奥にある細い動脈を撮影する眼底《がんてい》検査もあります。目の奥は**体の外から血管を直接観察できる唯一の場所**で、さながら「目は血管の窓」です。視力検査の機械のようなものをのぞくと片目ずつフラッシュが光り、撮影はすぐに終了します。

もしも動脈が急に細くなっているとか、破れて周囲に出血しているなどの異変が見つかれば、これも、脳を含む全身の血管に問題が起きているシグナルです。

皆さんが普段から受けている検査もあなどれません。高血圧が進行すると心臓に負担がかかり、心臓の筋肉が分厚くなると説明しました。そうなれば、昔ながらの**胸部X線検査で心臓が大きく写る**ことがありますし、**心電図検査でも特有の変化**があらわれます。

どの検査を受けた場合も、もし異常を指摘されたら、専門の医療機関ですみやかに確認してもらいましょう。

血管年齢が実年齢プラス10歳なら要注意

血管の壁の機能を調べる検査もあります。最近、普及が進んでいるのがFMD検査で、FMDとは「血流依存性血管拡張反応」を意味する英語の頭文字です。横になって、血圧を測るときのように幅の広いベルトを腕に巻き、超音波で腕の動脈の太さを調べます。そのうえでベルトで腕を圧迫し、血液を一時的に流れにくくします。

5分後に圧迫をゆるめると、止まっていた血液が指先に向かって一気に流れて行きます。

このとき動脈がどれだけ広がったかを調べれば、**一酸化窒素などの善玉物質がどの程度出てきたか**を推測できます。血管の壁が健康で元気に働いていれば、動脈がしっかり広がるはずです。

ただし、FMD検査の結果を正確に判定するには経験と高い技術が必要であり、これがFMD検査の弱点になっていました。そのためFMD検査に代わって登場したのが、指先にセンサーをつけて調べるエンドパット検査（動脈トノメトリー法）です。FMD検査と同じく二の腕を圧迫したのち、圧力をゆるめて5分間測定を行います。

「同じことがわかるのなら簡単な検査のほうがいいや」と思うかもしれませんが、じつは同じ人が検査を受けても、FMDとエンドパットの結果は必ずしも一致しないのです。その原因は、**圧迫する場所や検査法によって、血管を広げる善玉物質の種類が変わる**ことです。

血管の壁が血圧の調節と深くかかわっていることが明らかになったとはいえ、詳しいしくみについては謎が多く残っています。壁の機能に関する検査も現時点では発展途上なので、一回の結果に一喜一憂するのではなく、変化の傾向をつかむくらいの気持ちで、同じ方法、同じ医療機関で数年おきに検査を受けるとよいでしょう。

では、よく耳にする「血管年齢」とはどういうものでしょうか。**血管年齢は動脈硬化の進み具合を、わかりやすく年齢に置き換えてあらわしたもの**です。

血管年齢を推定するための検査のうち、おもに利用されているのがＣＡＶＩ《キャビィ》です。「心臓足首血管指数」を意味する英語の頭文字で、心臓が血液を送り出すときに動脈の壁に起きる振動が、心臓から足首まで伝わる速度を調べています。

動脈硬化が進むと血管の壁が硬くなるため、振動が速く伝わり、ＣＡＶＩの数値が上がります。つまり、**ＣＡＶＩの数値が低いほど血管がしなやか**ということです。このとき得られた数値を年代別の標準的なＣＡＶＩの数値と比較して、血管年齢を算出します。

あくまでも目安ではありますが、40歳以上の人で、血管年齢が実際の年齢より10歳以上高い場合は注意が必要とされています。

最近は脳ドックなどの名称で、ここまで見てきたＭＲＡ検査、頸動脈超音波検査、眼底検査、ＦＭＤ検査、ＣＡＶＩなどを実施する病院や健診機関が増えています。詳しくは最寄りの医療機関にお尋ねください。

脳ドック受診に関して、一つ気をつけてほしいことがあります。脳ドックは、その時点で自覚症状のない人を対象としています。頭痛、めまい、手のしびれなどの症状がある人は、必ず最初から脳神経外科、脳神経内科などの専門科を受診しましょう。

その理由は、**同じ検査をするにしても、医師や検査スタッフが注目するポイントが異なる**からです。脳ドックは健康保険が使えないのに対して、**何らかの症状があって検査を受ける場合は健康保険が適用されます。**


高血圧で自覚症状が起きにくいのは血管が痛みを感じないからです。そのため、なんとなくすっきりしなくても、たいていは「このところ寝不足だからなぁ」とか、「この歳になると疲れが抜けないんだよね」くらいに受け止めて、だらだら様子を見てしまいます。

けれども、生活習慣の改善や血圧を下げる治療を通じて血圧が安定し、血管の壁の再生が進めば、「あの肩こり」「あの疲れ」がいつのまにか消えて、体が楽になり、そこで初めて、ああ、あれは血圧のせいだったのか、もっと早く気がつくべきだったと感じるようです。

こんな話を聞くと、ちょっとうらやましくなりますね。皆さんにも早く同じことが起きるように、何をすべきか、すべきでないことはあるのか、このあとの対策編で一緒に見ていきましょう。

対策編

血管の壁を癒やして血圧を下げる

減塩で下げる

塩で血圧が上がるという単純な事実

1950〜60年代には、日本人は一人一日あたり塩分を15〜20グラム摂取しており、1965年の調査によると、70代以上の3人に1人、60代では4人に1人程度が、上の血圧が180ミリ以上だったそうです。

なかでも、塩分摂取量が25グラムを超え、高血圧と脳出血が根深い問題になっていたのが東北地方です。とりわけ秋田県は事態が深刻でした。1950年代初めの文献には、**「秋田県の一部の地域は世界一脳出血が多い」**「この地域は高血圧の人が60パーセントにのぼり、これが脳出血のおもな原因になっている」と記載されています。

塩分摂取量が多いとなぜ血圧が上がるのでしょうか。

その最大の原因は**血液の量が増える**ことです。地球の最初の生命は海で発生しました。そのため、人を含めて動物はすべて、塩に含まれるナトリウムなしでは体の機能を維持することができません。**体重60キログラムの人なら、体内に塩を約200グラムたくわえて**

いるとされています。

血液の塩分濃度はつねに一定の範囲内に保たれていて、1リットルの血液に約9グラムの塩が溶けています。9グラムというと一般的なカレースプーンで3分の2杯くらいですから、意外に多いですね。汗や涙はもちろん、骨にも塩が含まれており、血液中の塩分が少なくなると骨から塩が出て補います。

塩辛いものを食べたときのことを思い出してください。水を飲みたくなったでしょう。体は血液の塩分濃度が上がったことに気づくと、水を飲ませて血液を薄め、**上がり過ぎた塩分濃度をすみやかに下げようとする**からです。このときは細胞からも水が出て血液を薄めるのに協力するため、よけいに喉《のど》が渇きます。

これにより、血液の塩分濃度は適切な範囲まで低下しますが、同時に困ったことが起こります。水が入ったぶんだけ血液の量が増えて、血管の壁にかかる血液の圧力、すなわち血圧が上がってしまうのです。いうなれば電車の車両の大きさはそのままで、乗客が2倍に増えた状態です。

ラーメン一杯で血液が1リットル増える

塩分の多いものを食べると、血液はどのくらい増えるのでしょうか。血液1リットルには塩が約9グラム溶けるようにできているため、仮に塩を4・5グラム余分に摂取したら、血液は約500ミリリットル、よくあるサイズの**ペットボトル一本分増える**ことになります。

塩4・5グラムといえば、お店によって差はあるものの、牛丼とか冷やし中華一食に含まれるくらいの量です。ラーメン一杯には塩が8〜9グラム入っていることもあり、そうなれば血液は1リットル近く増えます。

これに加えて、**塩が血管の壁の機能を直接低下させる**ことも明らかになっています。血圧が正常な人に塩分の量が異なる2種類の料理を食べてもらい、FMD検査で壁の機能がどう変化するかを調べた研究があります。用意した料理は塩分量だけが違い、他の成分や調理法はまったく同じです。食事の前と、食後30分おきにFMDと血圧の数値を測定しました。

その結果をまとめたのが図11のグラフです。料理の塩分量が違っても血圧の数値には差がありませんでした。どちらの食事をした人も食後に水分を摂っておらず、血液の量が増

図11　塩辛い食事は血管の壁の機能を低下させる

塩分量だけが異なる2種類の料理を食べたときに血管の壁の機能がどう変化するかを調べました。高塩分食にはソース焼きそば約一皿分に相当する塩が入っています。低塩分食とくらべ、高塩分食では壁の機能が半分にまで低下しました。

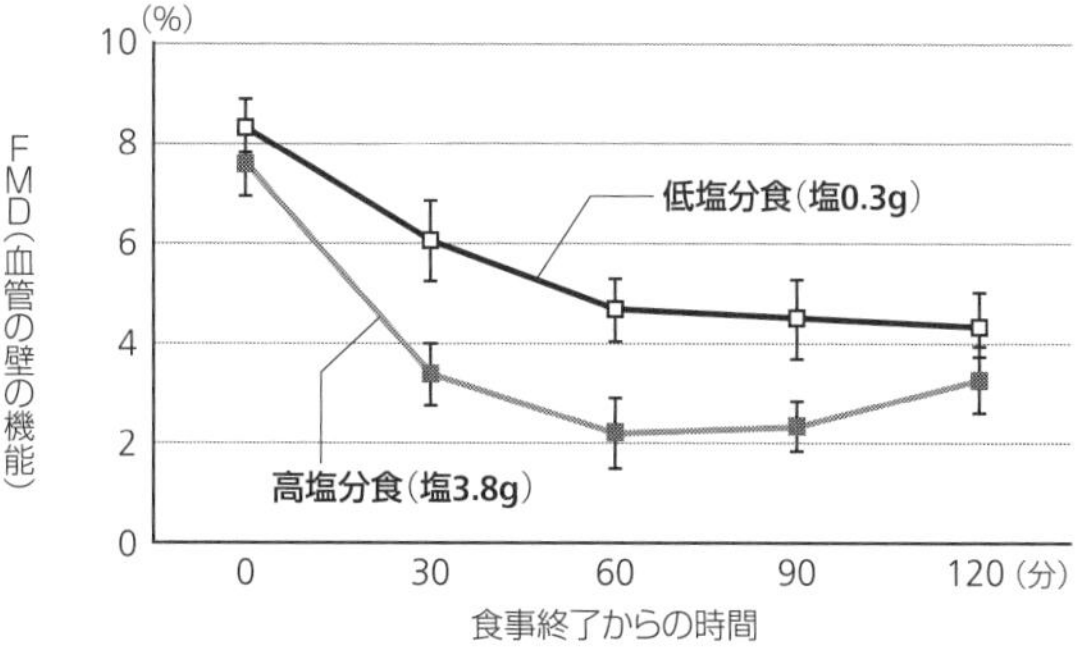

(“Endothelial function is impaired after a high-salt meal in healthy subjects”, Dickinson KM, *et al., Am J Clin Nutr* , 93(3): 500-505, 2011より改変)

えていないからです。

ところが、FMDには明らかな違いが認められました。塩分の多い料理を食べると、塩分が少ない料理を食べたときとくらべてFMDが半分にまで低下したのです。正式な結論を出すにはまだ研究が必要ですが、**塩分を多く摂取するたびに血管の壁が一時的な機能低下を繰り返している**可能性があるわけです。

これは医学的な研究なので、専門家が立ち会ったうえで、塩分の多い料理を食べた人にも食後に水を飲まないよう指示しています。皆さんが日常生活で塩辛いものを食べて喉が渇いたときは**遠慮なく水を飲んでください。**血圧は上がりますが、**血液の塩分濃度が上がり過ぎるほうが危険**だからです。

まさしく痛しかゆしです。こんな事態を避けるには、味の濃い料理を初めから食べ過ぎなければよいのです。

味つけはそのままで減塩できる

塩分控えめがよいと考えて、あれこれ気をつけている人は多いでしょう。出汁《だし》をきかせるとか、調味料を工夫するのは確かに大切です。しかし、気持ちとは裏腹に、**実際にはほとんど減塩できていない**例が少なくないようです。

高血圧と診断されている人たちにアンケートを実施して、「減塩を心がけている」と回答したグループと、「あまり気にしていない」と回答したグループの二つに分けて、実際の塩分摂取量を比較した調査があります。このときは尿を24時間にわたって採取する方法で、塩分摂取量を厳密に推定しました。

その結果はどうだったでしょうか。「気にしていないグループ」が塩を一日に平均10・6グラム摂取していたのに対して、「減塩グループ」は平均9・4グラムでした。その差わずか1・2グラムです。おそらく「減塩グループ」の人たちは、自分たちの塩分摂取量を6～7グラムと見積もっていたと思われます。

一生懸命気をつけているつもりでも、これではちょっと残念ですね。この**原因の一つは、味の濃い薄いの判断を本人の感覚に頼っていること**です。高血圧と診断されている人はたいてい濃い味に慣れていて、普通程度に塩分を含むものを食べると物足りなく感じます。

たとえば昨今人気の天日塩、岩塩などの自然塩は味わいがまろやかなことから、精製した食塩とくらべて血圧を上げにくいと誤解している人がときどきいます。しかし、自然塩の塩味がきつくないのは、塩の結晶の形の違いや、塩以外に含まれている成分に隠れることにより、塩味を直接感じにくくなるからです。

塩事業センター海水総合研究所の調査によれば、天日塩に含まれるナトリウムの濃度は食塩と大きくは変わらず、岩塩にいたっては食塩とほぼ同じです。

そして、おなじみの減塩味噌《みそ》。塩分を通常の味噌の半分程度に抑えた製品ですが、実際にできあがった味噌汁を調べると、お椀《わん》一杯に含まれる塩分量は普通の味噌汁と大差ないという話があります。減塩味噌がいけないわけではなく、無意識のうちに味噌を多めに入れてしまいがちだからです。

それなら味噌を選ぶよりも、**味噌汁の量をお椀半分にするほうが確実**でしょう。味噌汁とならんで槍玉《やりだま》にあげられがちな漬け物も、食べる量を半分にすれば体に入る塩分は半分になります。

減塩というと、味を薄くすることばかり考えがちですが、減塩の目的は体に入る塩の総量を減らすことです。腹八分目にするだけで、**味つけはそのままでも塩分を20パーセントカット**できます。

醤油《しょうゆ》やソースはどうすればよいでしょうか。料理に直接かけると皿の底にたまり、これを料理が吸ってしまいます。**最初から小皿に入れておき、そこに料理をつける**ことにしましょう。「使いたいのを我慢する」のではなく、「無駄に使うのをやめる」ということです。

小分けパック一袋だけ使うと決めておく手もあります。あの量が平均的な使用量だと思えば、日ごろ使い過ぎているのがわかります。

マヨネーズ、ケチャップなどもご用心です。これらの調味料は、醤油のように純粋に味をつけるためというより、基本的には、すでに味がついた料理の風味を増すために使うものです。家庭で食べるときは、やはり小皿に入れるとよいでしょう。

サラダのドレッシングに関しては、各自でかけるより、事前にざっとあえたものを個々人の器に入れるほうが野菜全体に無駄なく味がつき、使うドレッシングの量を抑えることができます。

もう一つ。酢を加えると塩味が引き立つので減塩につながります。ただし、**酢は酸味をわずかに感じる程度に加えれば十分**です。酸味が強くなると塩味をむしろ感じにくくなって、かえって塩が欲しくなるようです。

煮つけを塩焼きにすれば塩分大幅カット

調理法による違いはあるでしょうか。食材が同じなら、**煮物にするより、蒸す、焼く、ゆでる**などの調理法をおすすめします。煮物は調味料をしっかり入れないと食材全体に味をしみ込ませることができないため、どうしても塩分が多くなります。

サバで考えてみましょう。生のサバ一切れ100グラムには塩分が0・3グラムしか含まれていません。これを買ってきて煮つけにすると3・0グラムになります。少し多いですね。

塩焼きはどうでしょうか。塩焼きにするときはサバの身に塩を振ります。塩の白い結晶がついているのを見ると心配になるかもしれませんが、**塩焼き一切れの塩分は平均1・4グラム。煮つけの半分以下**です。これはサバのマリネの塩分量とほぼ同じです。

では、刺身は？　ごく新鮮なサバを刺身にする地域があります。小袋に入った醤油を小皿に入れて、ここに刺身をつけましょう。お寿司《すし》の折詰についている5ミリリットル入りの小袋なら、全部使っても塩分は0・9グラムなので、サバの刺身一食で1・2グラムにおさまります。調理法を選び、食卓で調味料を小皿に入れて使えば、体に入る塩の量が半分以下になるわけです。

温かい料理は温かいうちに食べたいものですが、塩味に関しては、**熱々できたての料理は塩味を感じにくい**ことがわかっています。熱い状態で味つけすると塩辛くなりがちなので、その意味でも食卓で調味料を使うほうがよいでしょう。

弁当を作るときは塩味を少し控えましょう。夕食の残りを翌日の弁当のおかずにするなら、おかずスペースの半分くらいにとどめて、残り半分には切ったり電子レンジにかけたりしただけの、ごく薄味の野菜を入れると弁当全体の塩味のバランスがよくなります。余分な塩分のカットにつながるだけでなく、このあとで説明する味覚の麻痺《まひ》を避けることにもなります。

ところで、塩分の多い食品というと、味噌、醤油、梅干しなどが思い浮かびますが、実際には、日本人はおもにどんな食品から塩分を摂取しているのでしょうか。厚生労働省のましょう。

「国民健康・栄養調査」の結果をもとに、国立健康・栄養研究所がまとめた統計を見てみ

一食で塩を多く摂取する食品の第1位、第2位はカップ麺と袋麺です。インスタントラーメンですね。ラーメンのスープには脂が細かい粒子になって溶け込んでいるため、舌の表面が脂でおおわれて調味料の味を感じにくくなります。とくに塩味は脂の影響を受けやすいことから、ラーメンには舌で感じる以上に塩分が入っています。

塩分摂取量に関する2020年現在の目標値は、成人男性が一日あたり7・5グラム未満、成人女性は6・5グラム未満です。インスタントラーメンには一食に最低でも塩が5～6グラム使われているため、目標値のほぼ4分の3か、それ以上が一度に体に入る計算です。

第3位が大きく水をあけられて梅干し、次いで高菜漬けやきゅうりの漬け物、辛子明太子などが続くものの、梅干し一食分を大粒の梅干し約1個半、もしくは小粒の梅干し約4個で計算すると、塩分の摂取量は1・8グラムにとどまります。**漬け物は塩気があるのは確かでも、食べる量がしれている**ため、一般に考えられているほど大きな問題にはなりません。

では、一人一日あたりで摂取する塩分量がもっとも多い食品は何でしょうか。インスタントラーメンは一食に含まれる塩分量が多くても、連日食べる人は限られます。

正解はパンで、漬け物の合計を上回ります。なんといっても食べる人の割合が高く、人によっては一日に2回食べることもあるからでしょう。4枚切りの食パンには一枚あたり約1・2グラム、6枚切りの食パンには約0・8グラム入っていて、味噌汁でいうとお椀半分強から4分の3くらいに相当します。

パンを作るときに塩を加えるのは、小麦粉から粘り気を引き出して生地に弾力を与えるためです。パン特有の食感を生むためとはいえ、ここにバターを塗り、ハムや目玉焼き、スープなどを添えれば、朝食だけで塩分を2〜3グラム摂取することになります。

血圧が高い人ほど減塩が効く

すでに血圧が高いと指摘されている人は減塩がとくに大切です。この一文を読んで、うんざりして本を閉じそうになったかもしれませんが、これにはちゃんと理屈があります。

血圧が高い人は摂取した塩が体から出て行きにくく、**同じ量の塩を摂取しても、健康な人より血圧が上がりやすい**のです。

図12　腎臓は塩をなかなか捨てられない

腎臓にはザルのような壁を持つ「手まり動脈」が約100万個あり、一斉に尿の原液を作っています。余分な塩分はいったん尿の原液に入りますが、体は塩分を大部分再吸収して血液に戻してしまいます。

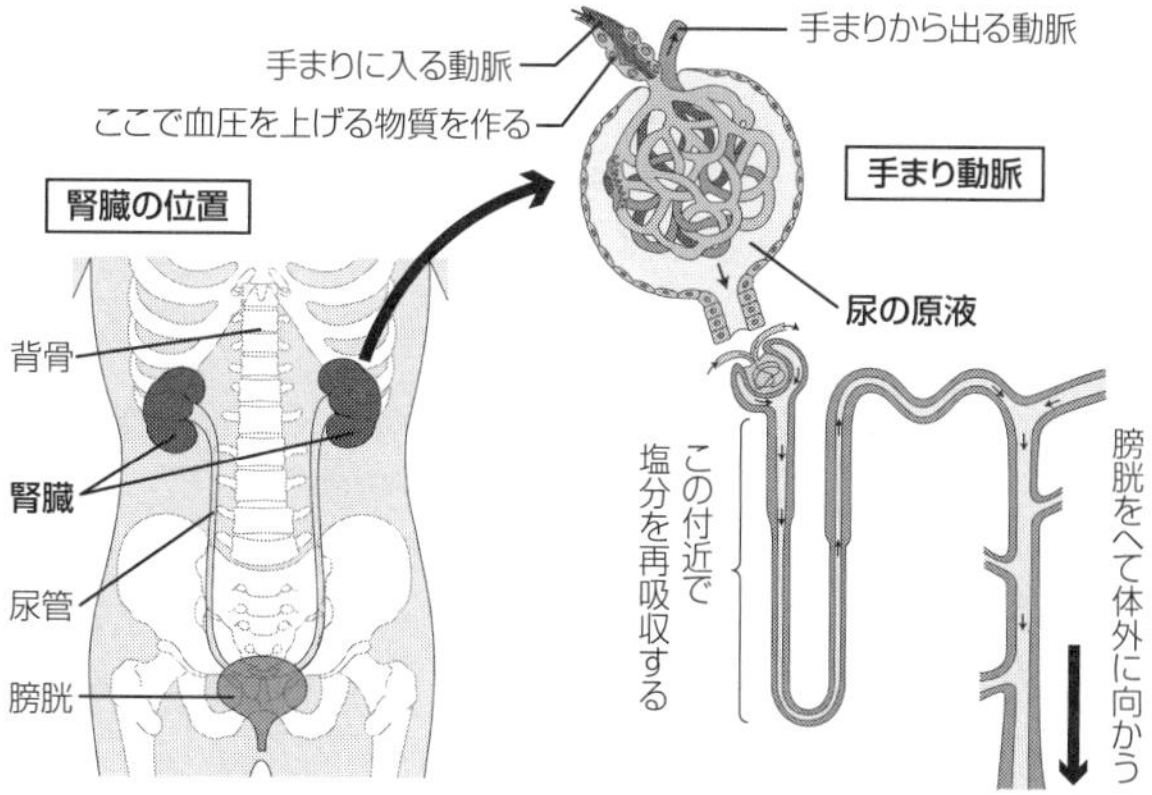

ここに関係するのが腎臓です。成人では握りこぶし一個くらいの大きさで、形はそら豆に似ています。図12の左のイラストで腎臓の位置を確認しましょう。腎臓はお腹の奥深く、背中に近いところに左右一個ずつあります。

腎臓の仕事は、**血液に含まれる不要な物質を尿の中に捨てること**です。そのため腎臓の動脈は、色とりどりの長い糸を巻いて作る昔の手まりのように、細い動脈がからみあった個性的な姿をしています。図12の右上に示しました。動脈といっても毛細血管に近く、大部分がほぼレンガの薄い壁だけでできています。

手まりのような動脈は腎臓一個におよ

そ100万個も存在し、それぞれの「手まり」が尿の原液を作っています。毛細血管の壁には隙間があって、そこから酸素をはじめとする物質が出入りしていると説明しました。腎臓の「手まり」にもよく似たしくみがありますが、毛細血管とくらべるとレンガの隙間がずっと大きく、血液細胞以外の物質は何でもかんでも出て行きます。まるでザルです。

余分に摂取した塩分は尿の原液に溶け込んで、他の「手まり」から出てきた尿の原液と合流しながら膀胱《ぼうこう》に向かいます。

ところがです。なんと、出て行ったはずの塩分は、尿として排泄《はいせつ》される前に95パーセント程度が再び体に吸収されます。体は**塩を重視するあまり、捨てるにしのびず、再吸収して、そっと血液に戻す性質がある**からです。テレビで見かけるゴミ屋敷の住人のように、「捨てなきゃだめだ」と頭でわかっていても捨てられないのです。

どうしてもとなれば少しずつ排出はしますが、摂取し過ぎた**塩をすっかり追い出すには、健康な人でも一週間くらいかかる**ようです。そのあいだは血液を水で薄めて、塩分濃度を下げるしかありません。こうして、しばらくのあいだ血圧の高い状態が続きます。

先に書いたように、血圧が高い人はもともと腎臓の血管に負担がかかっているため、余分な塩分を捨てる腎臓の働きが健康な人よりも低下しがちです。言い換えれば、塩が体内にたまりやすいわけですね。

腎臓の機能低下がもたらす影響はまだあります。腎臓は血液に含まれる不要な物質を取り除く場所なので、血液は全身をめぐりながら一日に何度も腎臓を通り抜けます。血圧が低いと腎臓で不要な物質を尿に捨てる作業がはかどらないため、**腎臓は血液の流れを監視しながら、「手まり」のすぐ手前で血圧を上げるホルモンを作っています。**

腎臓の働きが悪くなると監視と調整のしくみがうまく働かなくなって、上げなくてよいのに血圧をさらに上げてしまいます。これにより**腎臓の血管がよけいに傷ついて、機能が悪化する悪循環**におちいります。腎臓病の人はもちろん、血圧がすでに上がり始めている人に減塩が求められるのはこのためです。

男性には伸びしろがある！

1950年代の日本に話を戻すと、塩分の摂り過ぎによる高血圧を減らそうと、全国で減塩を促すキャンペーンが続けられました。

塩分摂取量の基準は、昭和22（1947）年には一人一日あたり15グラムだったのが、目標を達成するたびに新しい目標が設定され、昭和54（1979）年に一日10グラム以下になりました。**２０２０年には成人男性の基準が７・５グラム未満に、成人女性は６・５グラム未満に改訂**されています。ゴールポストをじりじり動かす作戦です。

図13の高いところにある折れ線グラフを見てください。日本人一人一日あたりの塩分摂取量の変化を示すグラフです。戦後もっとも塩分摂取量が多かったのは１９５６年で、一人一日あたり17・３グラムにのぼりました。

この背景には、**１９６０年代に入るまで冷蔵庫が十分に普及していなかった**ために、魚や海藻を塩漬けにしたり、野菜を漬け物にしたりして保存性を高める習慣が一般的だったこと、また、調味料の種類が少なく、塩を中心とする単調な味つけになりがちだったことがあります。

それが、「国民健康・栄養調査（平成29年）」によれば、近年は一人一日あたり塩分摂取量が10グラムを下回っています。ひところの６割以下になり、少し前の基準を満たしたことになりますが、性別でいうと男性は10・８グラム、女性は９・１グラムで、男性が足を引っ張っているのがわかります。

ここには、やむをえない事情もあります。男性は女性より平均して体が大きく、そのぶん食事の量が多くなります。しかし、たくさん食べれば体に入る塩分の量も増えるため、

図13　減塩したら血圧が下がった

日本人一人一日あたりの塩分摂取量(上の折れ線)は、戦後もっとも多かった時期の6割以下まで減少しました。これにつれて上の血圧の平均値(下の2本)も男女ともに低下しています。今後の課題は、男性の血圧を女性のレベルに近づけることです。

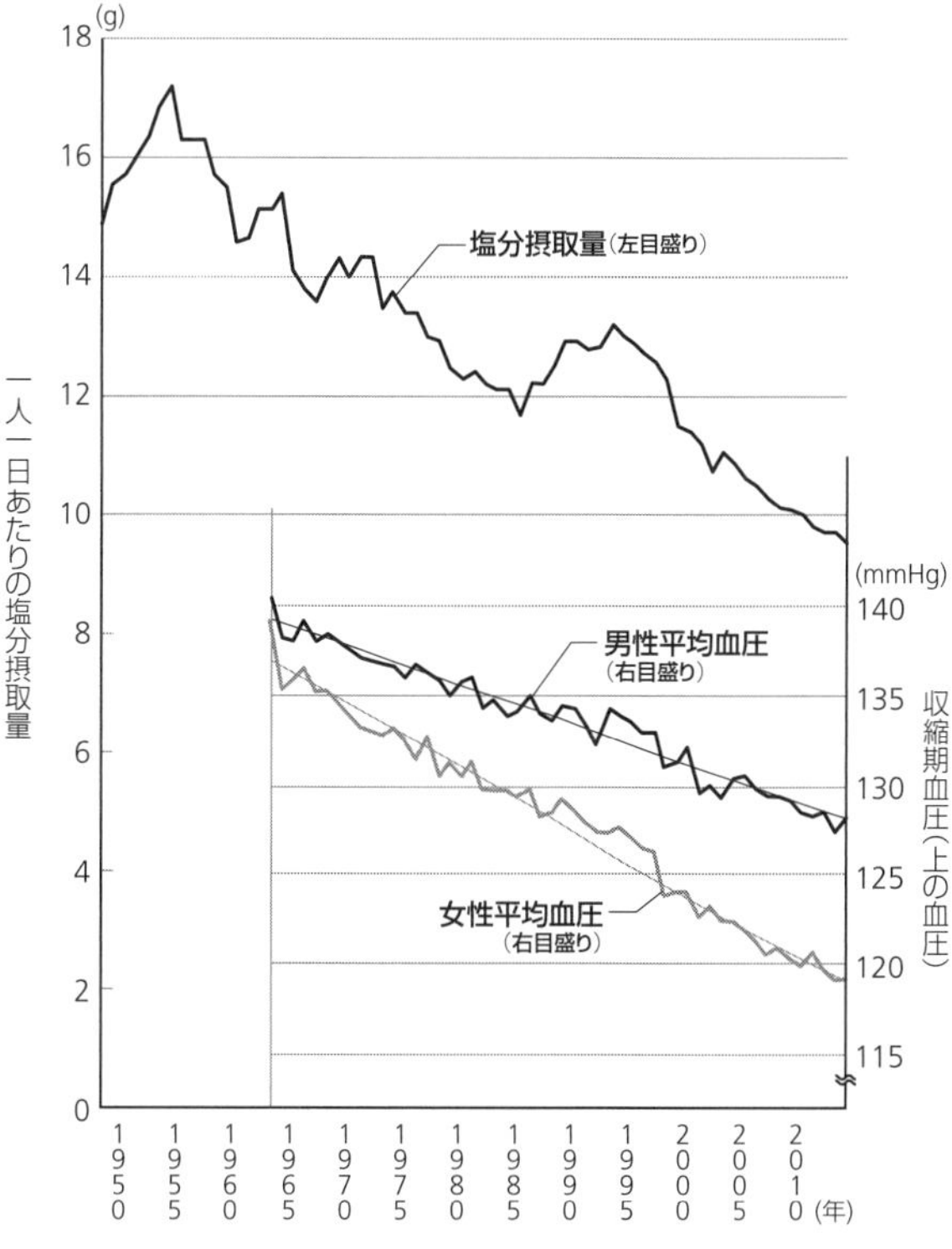

(血圧「国民健康・栄養調査」「健康日本21(第二次)分析評価事業性・年齢階級別身体状況再集計結果」より作図、塩分摂取量「国民健康・栄養調査」「食料需給表」「改訂日本農業基礎統計」より作図)

男性が女性と同じ数値まで塩分摂取量を減らすのは難しいと考えられます。

とはいえ、このあとで説明する外食の割合が高いのは男性のほうですし、とくに中高年の男性は昔ながらの濃い味つけを好む傾向があるとされています。あと一歩の努力を期待したいところです。

さて、塩分摂取量の低下により、平均血圧はどう変化したのでしょうか。図13の下の2本の折れ線は、上の血圧について平均値の推移を男女別に示したものです。

年齢を重ねると血管の壁が硬くなり、ある程度血圧が上がるため、人口の高齢化が進めば集団の平均血圧は高くなります。そのため、このグラフでは、高齢化の影響を受けないように処理したデータを使っています。

男性も女性も順調に低下を続けているものの、グラフの傾きを見ると、男性よりも女性のほうがめざましい低下を示しているのがわかります。塩分摂取量の差が影響した形ですが、言い換えれば、男性の血圧低下には、それだけ伸びしろがあるということです。

1995年前後に塩分摂取量が一時的に増え、男女とも平均血圧が上がっているのは、バブル期に起きた空前のグルメブームの余波と考えられます。外食の機会が増えたことで、塩分摂取量が増加したのでしょう。

１９５０年代以降に起きたもう一つの変化は、**塩分摂取量の地域差が小さくなった**ことです。たとえば１９８０年には全国平均が13・０グラムだったところ、東北と北関東では15グラムを超えていました。それが２０１６年にはもっとも多い東北地方でも10・２グラムと、全国平均と大差ない数字になっています。

食と健康に関する知識が普及したうえに、冷蔵技術と流通網が発達したことで、全国どこでも似通った食事をする傾向が強まったためと考えられます。東北の皆さん、お見事でした。

塩味を感じる力を麻痺させせない

昔はさまざまな塩漬けが作られていたことからわかるように、塩には食品の腐敗を防ぐ働きがあるため、現代でも加工食品にはたいてい塩が含まれています。

塩鮭やイクラ、漬け物、ハム、ベーコン、ソーセージのように、食べると塩分をじかに感じる食品だけでなく、塩味がついていないように思えるパンや、そば、うどん、パスタなどの麺、ちくわやかまぼこなどの水産加工品も同様です。

ゆでただけで調味していないパスタ一食には味噌汁一杯に近い量の塩分が、同じくゆでた中華麺には味噌汁一杯の3分の2くらいの塩分が入っています。

ただし、ここで言いたいのは、この食品はよい、あれは悪いということではありません。**味噌汁や漬け物を避けるだけでは問題の解決にならない**ということです。

最近の調査から、日本人が一日に摂取する塩分のほぼ半分が外食ならびに加工食品によるものであることが示されています。この傾向は若い世代ほど強いこともわかりました。味噌汁一杯の塩分が約1・5グラムのところ、親子丼には約3・4グラム、ミックスサンドイッチでさえ約2・3グラム入っています。

外食産業も加工食品産業も、利益を上げるには大勢の顧客に喜んでもらう必要があります。はっきりした味のほうが「食べた、食べた」という満足感が得られますし、塩気が強いとご飯が進みます。ご飯おかわり無料にしておけばお腹もふくれて、「満足できる店」と評判になるでしょう。

怖いのは、外食や加工食品が続くと**塩味を感じる力が麻痺して、普通の味つけだとおいしく感じなくなる**ことです。

これを実感するのが病気やケガで入院したときです。入院すると、いやおうなしに健康的な病院食を食べることになります。すると、初めのうちは「味が薄くて、食べた気がしないなあ」と思っていた人も、**7～10日もすると塩味を感じる力が回復**して、退院後は普段の料理を塩辛く感じるという報告があります。

日中仕事をしていると、食事は外食に頼らざるをえないことが少なくないでしょう。また、市販の総菜や加工食品を家庭の食卓に上手に取り入れるのは、あわただしい現代社会を生き抜く知恵でもあります。しかし、これらはあくまでも、ある種「特別な料理」です。

家庭で同じ料理を手作りするときに、外食の味を再現する必要はありません。むしろ、しないほうが正しいのです。市販の総菜を利用するときは、あっさりしたおひたしを作るなどメリハリをつけて、全体のバランスを取りましょう。

塩分を気にせず外食を楽しむことはできる

外食したり、加工食品を利用したりするときに気をつけることはあるでしょうか。最近は、コンビニ、スーパーの総菜や弁当、インスタントラーメンなど、原則としてすべての加工食品に、カロリー、蛋白質、脂質、炭水化物、食塩相当量を記載することが義務づけられています。

このなかで血圧に大きく影響するのが食塩相当量、ようするに塩の量と、カロリーです。

カロリーがなぜ関係するのかは116ページからの「減量で下げる」をご覧ください。

血圧を下げようと思うなら、**商品を手に取ったら、まず裏側をながめるのが基本のキ**です。定食屋さんやレストランのなかにも、メニューとか、店のウェブサイトに同様の栄養成分表示をしているところがありますね。

どちらのメニューを頼もうか迷ったら、食塩相当量の少ないほうにしましょう。ただし、100グラムあたりの食塩相当量を見て安心してはいけません。先に書いたように、**食べる量が多ければ、それだけ塩がたくさん体に入る**からです。

ラーメンのスープを残すことにしている人は多いのではないでしょうか。スープを半分飲んで終わりにするだけで、塩分摂取量を3〜4グラム減らせます。一日あたりの平均的な塩分摂取量の半分から3分の1浮かせることができるわけです。

レストランで**パンとご飯を選べるときは、淡泊なご飯にすべき**でしょう。味噌汁の塩分を心配する人がいますが、コーンスープやミネストローネ、クラムチャウダー一杯にも味噌汁一杯と大差ない量の塩が使われています。

ただし、ご飯もお寿司になると要注意です。サーモン、まぐろ、中トロ、はまち、イクラ、うに、甘えび、いかなどの豪華10貫盛り合わせに、醬油が5ミリリットル入った小袋が一つつくと、塩分は3・5グラムになります。

酢飯には塩が意外に多く入っていますが、甘酸っぱくて食欲が高まるうえに、「ごちそう感」もあって食べ過ぎてしまいがちです。ここに味噌汁やお吸い物がつくことを考えると、**8貫までにするのが大人のたしなみ**といえるでしょう。

料理を食べたあとで喉が渇いたら、塩分が相当入っていたということです。だからといって、あきらめるのはまだ早い。同じ料理をまた食べたいなら、どうすれば安全に食べられるか知恵をしぼりましょう。

外食するときもトンカツのソースは直接かけずに小皿に入れます。店の人に頼めば小皿を持ってきてくれます。誰かに何か言われたら、「かけ過ぎると塩《しょ》っぱいからね」と答えれば、笑われるようなことはありません。おそらくは、聞いた相手も自分の血圧を内心気にしています。

エビフライには下味がついているので、**タルタルソースは使わずに**、**レモンだけ**で食べてみてください。衣の香ばしさが残り、すっきりおいしくいただけます。

外食での塩分摂取量を減らすために、外食チェーンや加工食品メーカーに規制をかけて食品の塩分に上限をもうけようという動きが世界各地で盛んになっています。

たとえば、日本ではケチャップ100グラムに塩分が約3・1グラム含まれているところ、英国の大部分を占めるイングランドでは1・8グラムまでしか入れることができません。また、タイでは塩分の多い加工食品に重い税金をかける計画が進んでいるそうです。

ただし、繰り返しになりますが、食品に含まれる塩分量がどんなに少なくても、**ケチャップをたっぷりかけたり、パンにバターをべったり塗ったら意味がない**ので気をつけてください。

「血をサラサラにする薬」は慎重に

平均血圧が下がったことで、脳出血の発生も大幅に減少しました。1960年ごろには脳出血による死亡率が欧米諸国の2倍以上高かったのが、現在は同じ水準になっています。世界ワースト1位だったころを思うと夢のようです。

図14で確認しておきましょう。これは脳出血と脳梗塞、そしてくも膜下出血による死亡率の変化をグラフにしたものです。

しかしながら、**脳出血による死亡は1990年ごろから下げ止まり、足踏み状態**が続いています。その原因が社会の高齢化です。高齢の高血圧患者さんには生活指導が行き届き

図14　脳出血による死亡率が下げ止まっている

脳出血による死亡率は順調に低下したものの、高齢化をおもな原因として1990年ごろから足踏み状態です。1990年代なかばに死亡率が全体的に上がっているのは、死因の分類のしかたが変更になったからです。

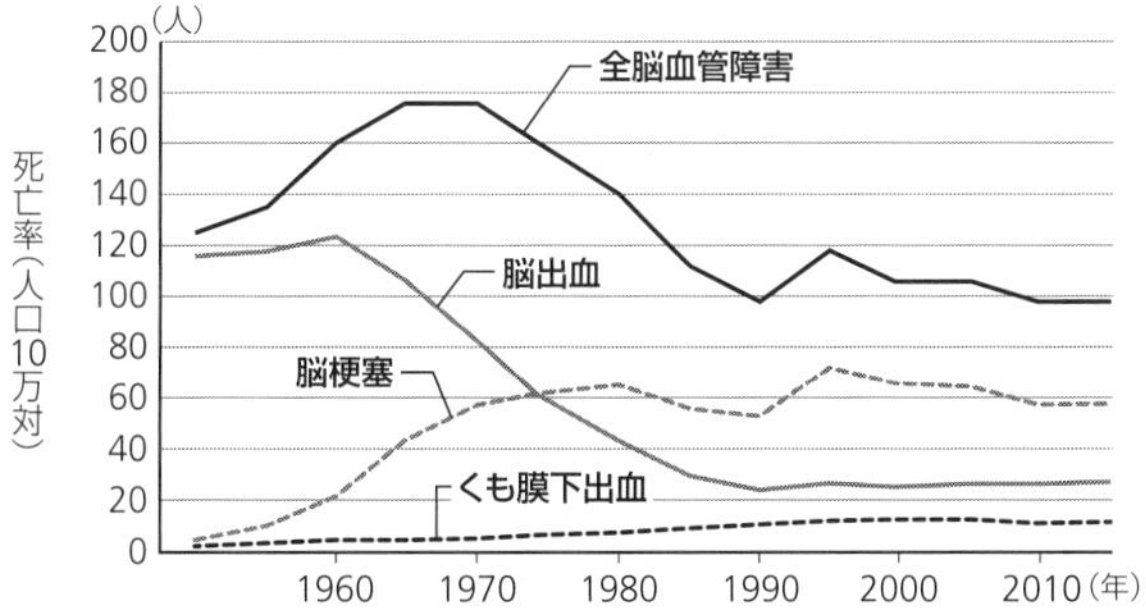

(「循環器疾患基礎調査」「人口動態統計特殊報告」より改変)

にくい面があるうえに、アルツハイマー型認知症とかかわりの深いタイプの脳出血が増えているのも問題です。

また、**年齢を重ねると塩味を感じにくくなる**ために、料理に塩を余分に入れがちな人もいるようです。平均年齢22歳の若者のグループと、平均73歳の高齢者のグループを対象に、甘味、塩味、酸味、うま味を認識できる最低限の濃度を比較した研究があります。さまざまな濃度で味をつけた水を用意して、スポイトで舌にたらして調べました。

すると、高齢者はいずれの味も感じにくくなっていて、なかでも酸味を感じる力が弱く、次に弱いのが塩味、うま味、甘味の順でした。高齢者が「これは塩味だ」と気づくには、若者の9倍の濃度の塩水をたらす必要があり、酸味にいたっては18倍の濃度が必要でした。

そして、もう一つ注目されているのが、「血をサラサラにする薬」を飲む人が増えたことです。コレステロールや中性脂肪が多いことを「血液ドロドロ」、少ないことを「サラサラ」と表現する人がいますが、これは間違いです。「ドロドロ」は、**血液細胞の濃度や血液の流れに異変が起きて、血が固まりやすくなった状態**をいいます。

ドロドロ血が原因で血圧が直接上がることはないものの、動脈硬化が進行すると血管の中に血の固まりができて、脳梗塞、心筋梗塞を引き起こします。これを予防するために飲むのが「血をサラサラにする薬」です。

ところがこの薬が効き過ぎると、逆に出血が止まりにくくなって、脳出血につながることがあるのです。ことに、**日本人を含むアジア人は、欧米人とくらべて「血をサラサラにする薬」による脳出血の発症率が2〜4倍高い**という報告があるため、慎重な治療が求められます。

では、最近よく見かける「サラサラ効果」をうたう食品、飲料、サプリメントなどはどうでしょう。あまり摂取しないほうがよいのでしょうか？

結論からいうと、心配いらないと思います。そもそも、これらの「**サラサラ食品**」には**サラサラ効果がほとんどない**からです。ひところ話題になった納豆や玉ネギについても、体内で血液を明らかにサラサラにするという医学的なデータは見当たりません。

血液の固まりやすさは非常に微妙なものです。ケガをして出血したら、その周辺を流れる血液はすぐに固まる必要があります。ケガが治れば、今度は、固まった血液はすみやかに溶けなければいけません。病気の予防と治療のために開発された薬はともかく、手近な食品を摂取するかどうかで血液の固まりやすさが変わるとしたら、そのほうがよほど危険です。

減塩に話を戻すと、ここまで見てきたように、減塩は日本人の平均血圧を下げ、大きな恩恵をもたらしました。しかし、ひたすら減塩につとめていれば高血圧も脳出血も怖くないかというと、そう単純な話ではないのです。現在も4300万人もの皆さんが、健診のたびに暗い気持ちになっている現状が示しているのは、**減塩だけでは不十分**だということです。

厳しい減塩が必要とは限らない

塩が高血圧の「犯人」だとする考えかたが広がったのは、1960年に発表された有名な論文がきっかけでした。じつは、この論文は問題が多いことがあとで明らかになるのですが、まずは図15の上のグラフをご覧ください。

調味料として塩を使う習慣がないアラスカの先住民は高血圧の発症率がゼロなのに対して、マーシャル諸島、北アメリカ、日本南部、日本北部と塩分摂取量が多くなるにつれて発症率が高くなっています。この図にある「日本北部」の数値は、当時の秋田県のデータです。

思わず納得してしまいそうになりますが、のちに、この調査は条件があいまいで、医学研究として十分信頼できるものではないことがわかりました。そのため、これとは別に、世界32ヵ国の1万人以上を対象とする国際研究「インターソルト・スタディ」をはじめ、厳密な調査が改めて実施され、意外な結果が得られました。

それが図15の下のグラフです。塩をほとんど口にしない四つの地域でも血圧の数値にばらつきがあるうえに、全体としても**塩分の摂取量と高血圧の発症率とのあいだには、はっきりした関係が見つからなかった**のです。

図15　塩だけが高血圧の犯人か？

世界各地の塩分摂取量と血圧を対比させたグラフです。1960年のデータ（上）とくらべ、1981年のデータ（下）では、塩分摂取量と血圧の数値にはっきりした関係が見られません。下のグラフの★は「国民健康・栄養調査（平成29年）」による現代の日本全体の平均値です（血圧約132ミリ、塩分摂取量9.9g）。

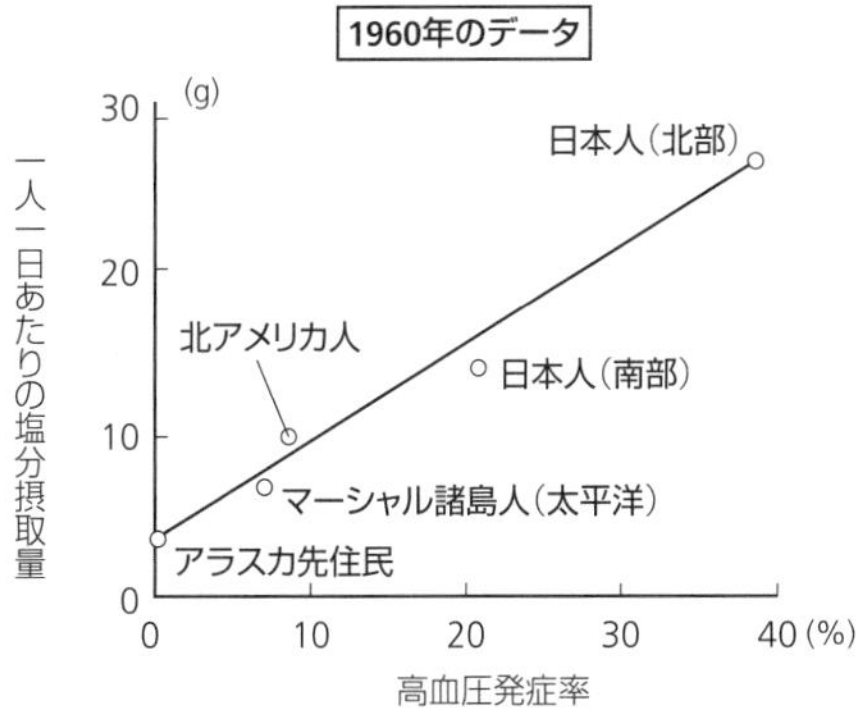

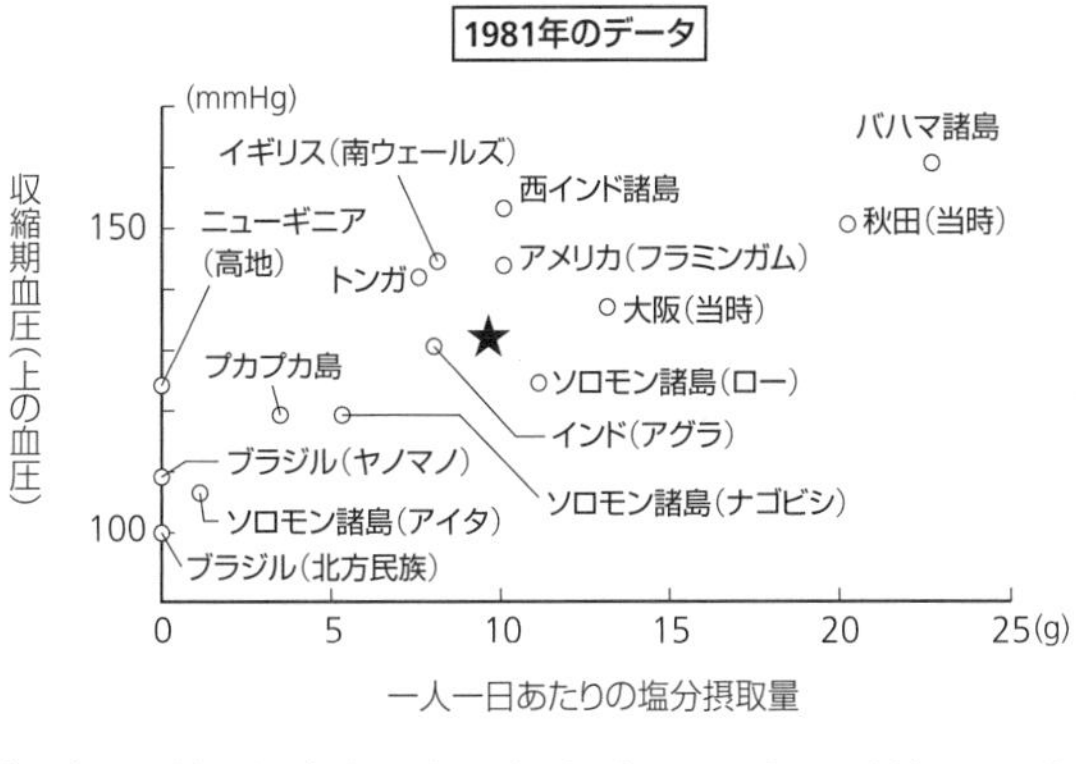

（グラフ上 “Possible role of salt intake in the development of essential hypertension”, Dahl LK, *Int J Epidemiol*, 1960より改変、グラフ下「第4回日本高血圧学会（1981年）」池田正男、『食塩と健康の科学』伊藤敬一〔講談社〕より改変）

これらの研究をまとめた専門家らは、高血圧の発症と進行に塩分の摂り過ぎが大きく影響することは否定しないとしながらも、高血圧を招く要因は他にもあるため、強力に減塩しても、大部分の人には「ある程度の効果」しかないだろうと述べています。

では、減塩はどういう人に効果があるのでしょうか。近年、**塩の摂取によって血圧が上がるかどうかは遺伝子で決まり**、同じ量の塩を摂取しても、誰もが同じように血圧が上がるわけではないことが明らかになってきています。

塩で血圧が上がりやすいことを「食塩感受性が高い」と表現します。あくまでも「上がりやすい」という傾向の話なのでご注意ください。食塩感受性は人種によって顕著に差があり、もっとも高いのがアフリカ系の人、次いで日本人を含むアジア人、欧米人の順と報告されています。

1995年に日本の研究者が公表したデータによれば、食塩感受性が高い、すなわち塩で血圧が上がりやすい人は日本人全体の約20パーセントで、塩に他の原因が加わると血圧が上がる人が約30パーセント、そして、塩を多く摂取しても血圧が上がりにくい人が約50パーセントを占めています。

このとおりであれば、**日本人の半数以上は塩を摂り過ぎるだけでは血圧が上がらないこ**

とになります。ただし、ある程度の減塩は必要です。塩を過剰に摂取すれば、誰でも血液の量が増えて、少なくとも一時的には血圧が上がります。これによって血管の壁に傷がつくのは望ましいことではないからです。

けれども、世界保健機関（ＷＨＯ）と日本高血圧学会が提唱しているような、一日の塩分摂取量の上限を5グラムとか6グラムとする**厳しい減塩は、食塩感受性が高くない人には必要ない**可能性があるわけです。

また、塩は体内で重要な役割を果たしています。塩の摂取量を極限まで減らすことで仮に血圧が下がったとしても、そのとき人は健康でいられるのでしょうか。この問題に明快な答えを出すには、研究が圧倒的に不足しているのが現状です。

遺伝子の働きは変えられる

こうなると気になるのが、**自分は減塩で効果があるタイプかどうか**ということです。食塩感受性を簡単かつ正確に判定する検査は今のところ存在しませんが、先に書いたように、すでに血圧が高いと指摘されている人に限っては例外なく減塩すべきです。

こういう人は、**血圧が正常範囲の人とくらべて食塩感受性が上がっている**からです。[88]

ページで、腎臓は塩分を捨てるのが苦手で、いったん尿の中に捨てたものを再び吸収して血液に戻してしまうと説明しました。ここに食塩感受性がかかわっています。

塩を4・5グラム摂取すると誰でも血液が500ミリリットル増えますが、食塩感受性が高い人は塩分を捨てるためのしくみが抑えられていて、余分な塩分がいつまでも体にとどまるようです。塩がたまった状態が長く続くために血圧が高いままになって、血管の壁の劣化が進みます。困ったことである半面、言い換えれば、こういう人たちにこそ減塩が有効です。

そして、もう一つ重要なのは、**食塩感受性は変えられる**ということです。食塩感受性が遺伝子で決まると聞くと、「それじゃあ、しかたないな」としょんぼりする人が多いのですが、ちょっと思い出してください。遺伝子にはスイッチがあって、遺伝子が実際に働くかどうかは生活習慣の影響を大きく受けるのでしたね。

高血圧や糖尿病などの生活習慣病の他に、肥満と加齢、ストレスも食塩感受性を高めます。また、男性とくらべると**女性のほうが食塩感受性が上がりやすい**ようです。年齢や性別は変えられないにしても、肥満せず、ストレスを避け、高血圧や糖尿病をきちんとコントロールすれば、**遺伝子のスイッチがオフになり、食塩感受性を下げることができます。**

野菜と海藻で塩を追い出す

塩を摂取し過ぎると血圧が上がるのなら、体に塩をあまり入れなければいい、というのが減塩の考えかたです。じつは、体内の塩の量を減らすには、もう一つ方法があります。**塩が体から早く出て行くようにする**のです。

ここにカリウムという成分がかかわっています。

カリウムは**野菜と海藻、大豆、キノコに多く、魚や果物にも含まれる**成分で、体の中では、ブドウ糖、アミノ酸をはじめとする栄養素の細胞への取り込み、水分の保持、酵素反応の調節、神経細胞の情報伝達、筋肉の収縮などの重要な仕事を受け持っています。

カリウムをしっかり摂取すると何が起きるでしょうか。論より証拠、図16を見てください。これは、60代の人のミネラル摂取量と血圧の関係について日本で行われた調査の結果をグラフにしたものです。カリウムを十分摂取して、**ナトリウムとカリウムの摂取量の比率が1対1に近づくほど血圧が低くなる**のがわかります。

高血圧の薬を飲んでいる人がカリウムの摂取量を増やすと、そうでない患者さんとくらべて薬を飲まなくてもよくなる人の割合が上がることも明らかになっています。

図16　大切なのは摂取ミネラルのバランス

ナトリウム、カリウムの摂取量と血圧の関係を調べました。横軸を左にたどるほど、ナトリウムの摂取量に対してカリウムの摂取量が増え、血圧が低くなっています。カリウムのおかげで余分な塩が体にたまりにくくなるからです。

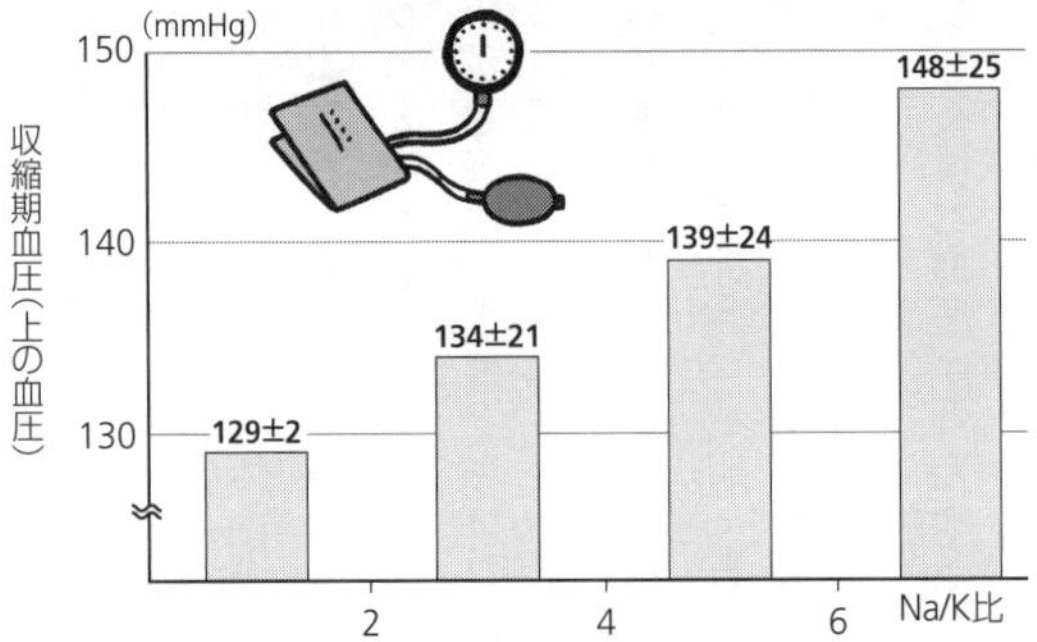

(『脳卒中がほんとうになくなる日』堀江良一〔保健同人社〕より改変)

体内であまったナトリウムとカリウムは一緒に腎臓から出て行きます。いつもなら、腎臓はこのあとナトリウムをこっそり再吸収しますが、カリウムがたくさんあると、**カリウムがナトリウムを引っ張って一緒に体から出て行きます。**

つまり、カリウムをしっかり摂取すれば、腎臓は余分なカリウムをどんどん捨てるため、ナトリウムを排出しやすくなるわけです。そうなれば、ナトリウムを多少多く摂取しても血圧が上がりにくいことになります。

このことから、「高血圧は塩分の摂り過ぎが問題なのではなく、塩分に対してカリウムの摂取が少な過ぎるのが問題なのだ」と主張する専門家もいます。「塩分摂り過ぎ高血圧」の本質は、**摂取ミネラルのバランスの乱れ**だということです。

カリウムを十分摂取すると血圧が低くなる傾向は、食塩感受性が低い欧米人より、食塩感受性が高いアフリカ系の人ではっきり認められました。日本人と他の人種で比較したデータは見当たりませんが、アフリカ系の次に食塩感受性が高いとされる私たちアジア人にとっても朗報といえます。

魚のEPAは「レンガ」の機能を改善する

食生活の修正を通じて高血圧を予防し、改善しようという研究は欧米でも盛んに行われており、なかでも注目されているのが「ＤＡＳＨ《ダッシュ》食」です。ＤＡＳＨとは「高血圧にならないための食事法」を意味する英語の頭文字で、アメリカ国立衛生研究所（ＮＩＨ）が考案しました。

一般的な欧米の食事より野菜や果物が多く、乳製品は低脂肪のものにして魚を多く食べ、肉やお菓子の摂取を減らした**低脂肪、低カロリーな食事**です。高血圧と診断されている人に、塩分は普段の食事と同じだけ摂取しながらＤＡＳＨ食を３週間続けてもらったところ、血圧が5・5〜11・4ミリ低下しました。

5・5ミリの低下では物足りないなと感じたかもしれませんが、アメリカで行われた試算によると、国民全体で上の血圧が平均4ミリ下がれば、脳血管障害と心臓病の危険が男性はそれぞれ約15パーセント、女性もそれぞれ約10パーセント小さくなるそうです。これは**血圧を下げる薬に匹敵するほどの効果**です。

また、日ごろから塩分摂取量が多い人に限って調べると、塩分を以前のように摂取しながらDASH食にした場合の血圧の低下は、DASH食にせずに、塩分摂取量を一日8・6グラムから3・9グラムまで減らした場合とほぼ同じでした。つまり、**DASH食にすることで、大幅に減塩するのと同様の効果が得られた**わけです。

ここで大きな役割を果たしているのがカリウムです。欧米人向けのDASH食がおもに野菜と果物からカリウムを摂取していることから、日本でも、「果物をたくさん食べるとよい」と言う人がいますが、ここに落とし穴があります。

日本を含む4ヵ国で実施された調査によると、果物をたくさん摂取しても上の血圧には変化がありませんでした。ただ、果物の種類別に見ると、りんごと梨を食べると下の血圧だけが少し下がりました。果物ジュースには血圧を下げる効果はまったくありませんでした。いったい、なぜでしょう？

果物には果糖という糖が多く含まれていて、**果糖には血圧を上げる作用がある**からです。とくに日本は果物の品種改良が進み、糖度が高くなっています。そのため、果糖がカリウムの効果を吹き飛ばしてしまうと考えられます。

同じく、塩分とは無関係に血圧を上げるのが食品に含まれるコレステロールで、逆に血圧を下げるのが魚に多いＥＰＡとＤＨＡ、大豆と大豆製品、昆布と海苔《のり》などに多いグルタミン酸、そして大豆と穀物に多く含まれる植物性蛋白質です。**ＥＰＡには血管の壁の機能を改善する効果もある**と考えられています。

欧米には海藻を食べる習慣が基本的にないため、欧米の研究者は海藻についてふれていませんが、**海藻はカリウム摂取の強い味方**です。味噌汁に野菜や海藻、キノコをたっぷり入れれば、そのぶん味噌汁自体の量を減らすこともできて一石二鳥です。

市販のカレールゥも塩分の多い食品なので、家庭でカレーを作るときは野菜とキノコを加えてナトリウムを「毒消し」しましょう。満腹感が得られて栄養のバランスもよくなり、言うことなしです。

野菜の選びかたでカリウム倍増

問題はカリウムの摂取量です。厚生労働省が定めるカリウムの摂取基準は、18歳以上の男性が一日2・5グラム、女性は2グラムです。

同省が実施した「国民健康・栄養調査（平成30年）」によれば、男性は約2・4グラム、女性も約2・2グラム摂取できています。これだけ聞くと、やれやれひと安心……と思いそうになりますが、そうはいきません。

この摂取基準は、カリウムが体内に安定して存在するのに必要な量の目安で、いわば生きていくうえで最低限必要な量です。そのため、これとは別に、**高血圧を予防するためのカリウムの目標量**が定められていて、こちらは18歳以上の男性が3グラム以上、女性は2・6グラム以上となっています。おや、雲行きが怪しくなってきました。

けれども、実際にはこの程度の目標量では不十分です。先に説明したように、**血圧をしっかり下げるにはナトリウムとカリウムを同量摂取する**必要があります。現在、男性は塩分を平均10・8グラム、女性は9・1グラム摂っていて、ここにはナトリウムがそれぞれ約4・3グラム、約3・6グラム含まれています。

つまり、現在のナトリウム摂取量とバランスを取るには、**男性はカリウムを約4・3グ**

ラム、女性は約3・6グラム摂取する必要があるわけです。ざっと見積もって、それぞれ現在の1・8倍、1・6倍ですから、気が向いたときに野菜サラダを追加したり、味噌汁にときどき乾燥わかめをぱらぱら入れるくらいではとうてい届きそうにありません。

100グラムあたりのカリウムが多いのは、小松菜、ホウレン草、春菊、カボチャなどの野菜と、昆布、ひじきなどの海藻、大豆と納豆、エリンギ、松茸《まつたけ》などのキノコ、とろろ芋や里芋、さつま芋などの芋類です。

果物のなかにもカリウムの多いものはありますが、平均すると食品のなかでは二番手グループですし、果糖が血圧を上げるように働くので要注意です。

このうち、野菜にはとっておきの秘策があります。野菜に含まれる栄養素の量は季節によって変動し、旬の時期がもっとも多くなります。たとえばホウレン草のカリウムは、旬である冬とくらべて、季節外れの夏には4分の3になります。どうせ食べるなら、そのときどきの**旬の野菜を選ばなければもったいない**ということですね。

調理のしかたも大きく影響します。カリウムは水に溶けるため、野菜を下ゆですると、ゆで汁に逃げ出して半分以下しか残らないことがあります。けれども、ゆでる代わりに電子レンジを使えば90パーセント以上残せます。同じ野菜を同じだけ食べても、**体に入るカ**

リウムの量が2倍多くなるのです。

料理を薄味にしなくても血圧は下げられます。食事を腹八分目にするだけで塩分を20パーセントカットできますし、カリウムを十分摂取すればナトリウムの「毒消し」になります。そして昨今は、塩分摂り過ぎ以外を原因とする高血圧が増えて、減塩以外の対処法が重要になってきているからです。

〈減塩で下げるコツ〉

- 味つけはそのままでも、食べる量を半分にすれば体に入る塩分量を半分にできる。
- 醤油やソース、ケチャップは小皿に入れて使う。小分けパックの量を目安にする。
- 酢を加えると塩味を感じやすくなるが、わずかに酸味を感じる程度の量で十分。
- 煮物にするより、蒸す、焼く、ゆでることで料理の塩分量を減らせる。
- 熱い料理は塩味を感じにくく、塩を多く入れがち。食卓で調味料を使うとよい。
- 市販の総菜を利用するときは、他の料理を薄味にして全体のバランスを取る。

・野菜、海藻、大豆、キノコ、芋類などからカリウムを摂取する。現在の1・5〜2倍を目標に。
・野菜のカリウム量は旬の時期に最大になる。野菜を下ゆでするとカリウムが減少するため電子レンジの活用を。

新たな難敵「食べ過ぎ高血圧」

近年、中国で脳血管障害が爆発的に増加して、発症率が10年ごとに2倍に上がっているそうです。その原因と考えられているのが**肥満、糖尿病、飲酒量の増加**です。１９９１年から２０１１年までの20年間に、肥満率と糖尿病の発症率はそれぞれおよそ１・８倍と１・３倍高くなり、飲酒量は約１・５倍増えました。

経済発展にともなう生活の変化によるものでしょう。お国柄と時代による違いはあるものの、生活習慣が変わることで発症する病気が変わる様子は、日本がかつて歩んだ道をたどっているかのようです。

99ページの図14で見たように、日本でそれまで高かった脳出血による死亡率は１９６０年代前半から低下し、今度は脳梗塞による死亡率が上昇しました。１９７５年ごろに脳出血を追い抜くと、昨今は脳梗塞と脳出血が４対１くらいの割合で発生しています。

脳出血と脳梗塞のおもな原因はそれぞれ高血圧と動脈硬化ですが、実際はどちらにもその両方がかかわっています。**高血圧と動脈硬化は切っても切れない関係にある**からです。

しかし、脳出血の原因となる高血圧と、脳梗塞を招く高血圧は、同じ高血圧でもちょっと違います。日本では健康指導のかいあって減塩が進み、喫煙率も飲酒量も低下しました。それでも高血圧が過去の病気になっていないのは、高血圧の原因が変わってきたからです。

脳出血の背後にあるのは、おもに「塩分摂り過ぎ高血圧」、脳梗塞の背後にあるのは「食べ過ぎ高血圧」、いうなれば「メタボ高血圧」です。

「食べ過ぎ高血圧」とは、ようするに肥満による高血圧ということです。日本人の平均血圧が下がってきたとはいえ、基礎編で書いたように男性は女性とくらべて低下が鈍く、その大きな原因の一つが体型に関する考えかたの違いと思われます。

とくに中高年の男性は照れもあるのか、外見をあまり気にしない人が目立ちます。その結果を示したのが図17です。日本肥満学会は、身長と体重から計算する体格指数（BMI）が18・5以上25未満の人を「普通体重」、25以上の人を「肥満」と位置づけています。この基準にもとづく男女別の肥満率に、平均血圧の移り変わりを重ねてみましょう。

1976年から2016年までの40年にわたり、女性の肥満率が20パーセント前後を維持しているのに対し、男性は倍増して、その後も約30パーセントを保ったままです。これでは血圧低下の歩みも遅くなるでしょう。男性が女性と同じように体重と腹囲の増加に敏感になっていたら、男性の平均血圧はもっと下がっていたと思われます。

肥満の人は減塩よりも、まず減量

ご存じのように、腹囲の基準値は男性が85センチメートル未満、女性は90センチメートル未満です。肥満により腹囲が基準値を超えている人は、そうでない人とくらべて高血圧に2・3倍なりやすく、30代男性に限ると、この数字が3・5倍に上がります。

そして、肥満の人のなかで、調査開始時点で上の血圧が130ミリ以上、もしくは下の血圧が85ミリ以上だった人は、肥満ではあっても血圧が完全に正常だった人とくらべて、**8年後に高血圧になる危険が6・3倍高い**こともわかりました。

上が130ミリとか、下が85ミリを少し超えるくらいなら、健康診断では通常「軽度異常」と判定されるレベルです。それでも、「異常なし」の人とくらべると、高血圧にここまで近いところにいるということです。

また、肥満の人は血圧を下げる薬を飲んでも血圧がなかなか安定せず、とくに下の血圧

図17　肥満が血圧低下にブレーキをかけている

肥満率（上の2本）と上の血圧（下の2本）の関係を時代を追って男女別に比較しました。男性と女性の肥満率の差が広がるにつれて、平均血圧の差も開いています。

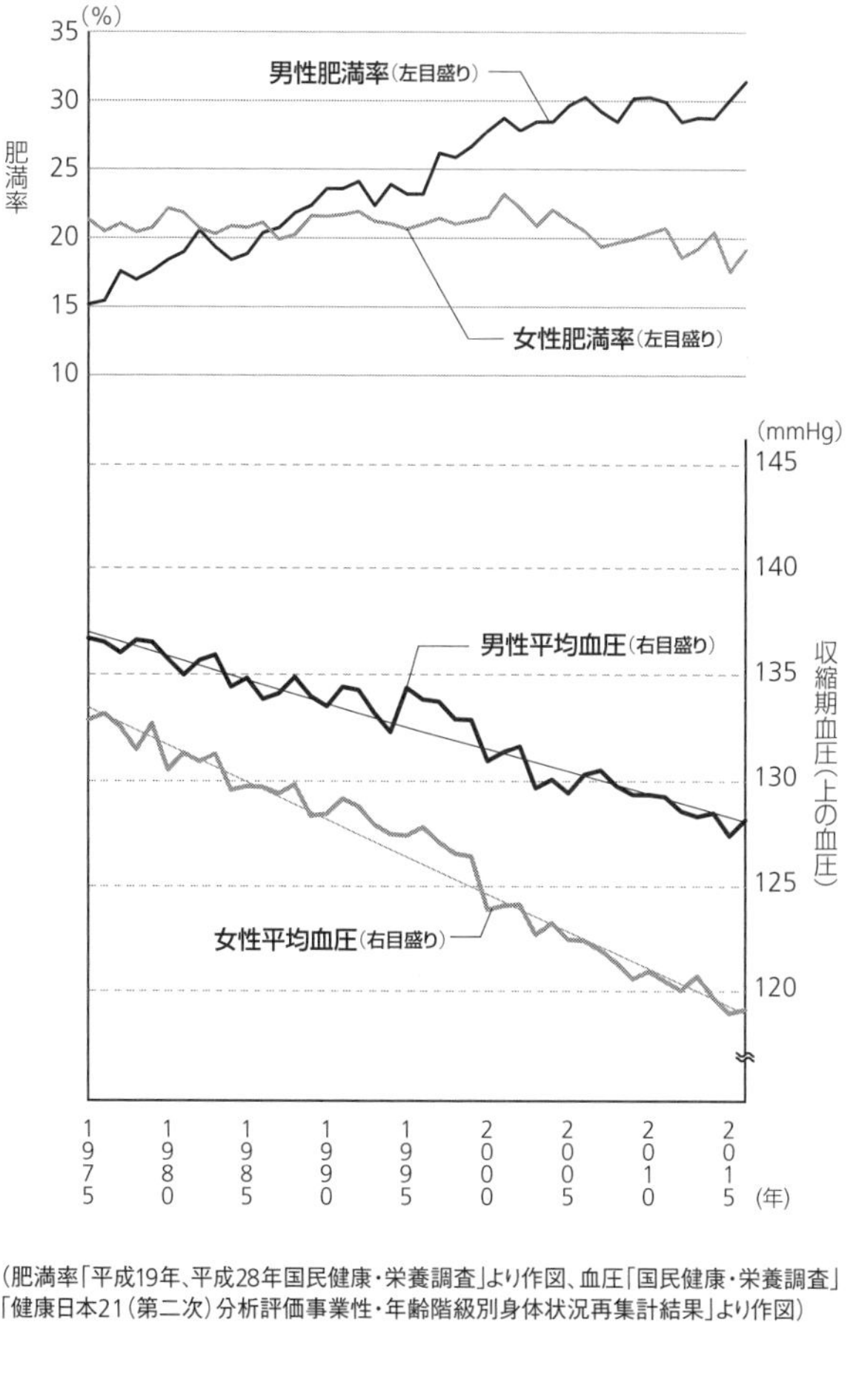

（肥満率「平成19年、平成28年国民健康・栄養調査」より作図、血圧「国民健康・栄養調査」「健康日本21（第二次）分析評価事業性・年齢階級別身体状況再集計結果」より作図）

が下がりにくいこともわかっています。

幸いなことに、減量すればたいてい血圧はたいてい下がります。45〜66歳の高血圧患者さん合わせて2100人を対象とする8つの調査を総合的に分析した研究からは、**約4キログラム減量するだけで上の血圧が4・5ミリ、下が3・2ミリ下がる**ことが明らかになっています。

理想は20歳のときの体重に戻すことです。人の体は20歳前後にできあがるため、それ以降増えた体重はほとんどが余分な脂肪だからです。高血圧と診断を受けている人が、20歳のころの体重まで減らして必要な減塩を行えば、半数以上の人が薬を飲まなくてもよくなると考える専門家もいるくらいです。

ただし、まずは現実的な目標として、体格指数（BMI）でぎりぎり普通体重に入るレベルを目指しましょう。こちらの式を見てください。男女共通です。

> 身長（メートル）×身長（メートル）×25＝目標体重（キログラム）

現在、身長が170センチメートルで体重が78キログラムの人なら、目標体重は約72・

3キログラムとなり、今より6キログラム減らせばよいことになります。一気に下げるのは体にとって負担なので、**毎月2キログラムまでの減量**にとどめてください。6キログラムを3ヵ月以上かけて落とす計算です。

そのためには、一日あたりの摂取カロリーをどれくらい減らせばよいでしょうか。

減らしたい体重（キログラム）×25＝一日に減らすべきカロリー（キロカロリー）

6キログラム落とすのが目標の人は、一日の摂取カロリーをこれまでより150キロカロリー減らせばよいのです。ちょうどカステラ一切れくらいです。これならなんとかなりそうな気がしませんか。「いや、自分は6キログラムじゃとうてい足りない」という人も無理は禁物です。まずは6キログラムの減量を目指しましょう。

余分なひとくちを削れば6キロ減

このあと説明するように、血圧を下げるには運動が欠かせません。けれども、こと減量に関しては、運動だけで達成するのは不可能といってよいでしょう。**運動によるカロリー**

消費は想像するより少ないからです。

たとえば体重70キログラムの男性が運動で150キロカロリー消費しようとすると、ジョギングなら約12分、自転車なら30分、ウォーキングなら45分かかります。これを毎日続けるのは、ちょっと大変です。

しかも、爽やかな汗を流して帰宅して、プリンを一個食べるか、ペットボトルのアイスティーを一本飲んだら、せっかくの150キロカロリーが一瞬で帳消しです。これは厳しいですね。運動はするにしても、減量の基本はやはり摂取カロリーを減らすことです。

まずは、これまで無駄に摂取していた150キロカロリーを見つけてください。体重が気になっていながら落とせなかったのは、**必ず何かを余分に食べている**からです。「そんなに食べてないんだけど」と言う人がよくいますが、体重計の数字を見れば、どこかに盲点があるのは明らかです。

探す手がかりは、お菓子、果物、アイスクリーム、乳製品、カロリーのあるペットボトル飲料、揚げ物、おかずの品数、飲酒などです。「おかずの品数」は少し意外かもしれませんが、あれもこれもと添えればカロリーオーバーします。「健康によい」といわれる食品も毎日食べなくてもよいでしょう。そのせいで肥満したらむしろ逆効果です。

ここにあげた食習慣を**すべてやめる必要はないので、一つだけルールを決めて実行して**ください。ペットボトルはカロリーのないお茶に変える、おかずは一汁二菜にする、平日は晩酌しない、お菓子、果物は3日に一度にする、という具合です。この程度でも150キロカロリーなら楽に減らせます。

ここでおすすめなのが、食事の内容をカレンダーか手帳に書いておくことです。人間は目の前のことに集中するようにできているため、おとといの食事内容となると忘却のかなたです。「親子丼、味噌汁、漬け物」程度でよいでしょう。たくあんだったか、柴漬《しばづ》けだったかまでは書かなくてかまいません。

あとになってメモを見返すたびに発見がありますし、**着実に痩せていく自分の減量記録を見るのは楽しい**ものです。

「メタボ血管」を退治せよ

減量すると血圧が下がるのはなぜでしょうか。そのうち、おもな三つの経路を説明します。

図18　脂肪でつぶれて劣化した「メタボ血管」

肥満すると細い血管がつぶれ、そこを血液が強い力で流れることで壁の劣化が進みます（左）。減量すれば血液がスムーズに、穏やかに流れるようになるため（右）、壁を回復させることができます。

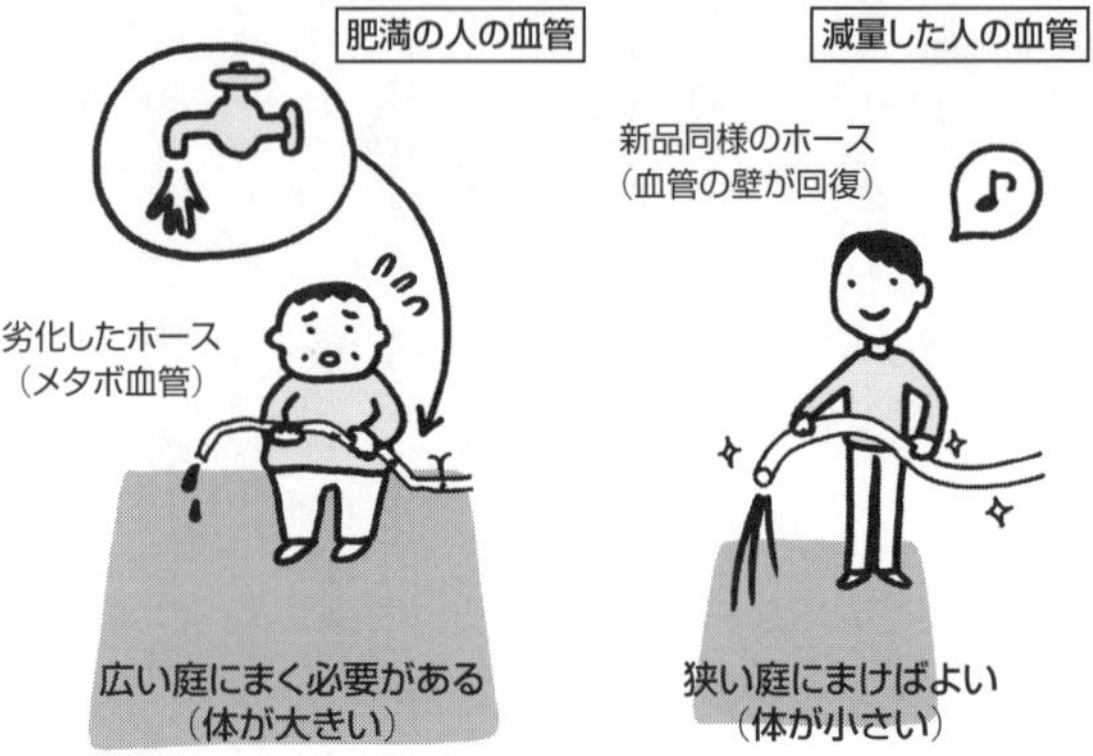

1　心臓の収縮がやわらぐ

大きな体に酸素と栄養をまんべんなく届けようと思うと、心臓はただでさえ頑張る必要がありますが、肥満の人は**全身の細い血管が脂肪に押されてつぶれている**ため、相当強い力で血液を送り出さなければ血液が流れて行きません。いわば「メタボ血管」です。

庭の水やりで見てみましょう。図18の左の男性は通常より広い庭に水をまきたいのに、ホースがあちこちでつぶれて水の通りが悪くなっています。それならば、水道の栓を思い切り開いて水を勢いよく流せばいいだろうと考えたくなりますが、そんな乱暴なことを体がしたらどうなるでしょう。

心臓が力まかせに収縮すれば、血液は激流となってつぶれた血管の壁をえぐり、動脈硬化を背景に脳血管障害や心臓病が足早に近づいてきます。どんなに体が大きかろうが、人の血管の強さは同じだからです。

こんな運命から逃れるには減量するしかありません。それだけで、図18の右の男性のように「メタボ血管」が新品同様に生まれ変わり、血液が穏やかに流れるようになります。

2　食塩感受性が下がる

先に述べたように、**肥満すると食塩感受性が上がる**ため、肥満の人には他の人以上に減塩が求められます。そのぶん減塩の効果が高いといえますが、減塩するより大切なのは、減量して食塩感受性そのものを下げることでしょう。

3　内臓脂肪が減少する

「食べ過ぎ高血圧」が日本で増えている**最大の原因は内臓脂肪の蓄積**と考えられます。お腹の深いところにたまる内臓脂肪は、非常に悪い物質を作ることで血管の壁を痛めつけ、血圧を上げ、動脈硬化を進行させます。

腹囲が基準値より小さくても安心はできません。いわゆる「隠れ肥満」が意外に多く、ことに**タバコを吸う人は、一見痩せていても内臓脂肪がしっかりついている**ことがわかっています。

残念ながら、日本人を含む東アジア人は欧米人とくらべて内臓脂肪がつきやすく、太るとなると内臓脂肪から先に増えます。これに対して、欧米人の体につくのは皮下脂肪が中心です。欧米には体重が300キログラム以上ある人もいますが、とりあえず生きていられるのは、内臓脂肪と違って皮下脂肪が悪い物質を少ししか作らないからと思われます。

といっても、内臓脂肪も根っからの悪人ではないのです。普段は血圧を下げるよい物質だって作っていますが、ひとたび肥満して内臓脂肪の量が増えると性質が変わり、よい物質の代わりに悪い物質を多く作るようになります。いわば不良化するわけです。

内臓脂肪が作る悪い物質のなかに、インスリンの効き目を悪くするものがあります。なぜここでインスリンが出てくるのかというと、**インスリンは血糖値を下げるだけでなく、血圧の調整にもかかわっている**からです。インスリンが効かなくなると、効き目が悪いのを量で補おうとして膵臓《すいぞう》がインスリンをどんどん作ります。

ところが、**増え過ぎたインスリンには体からナトリウムが出て行くのをさまたげる性質**があります。そのうえ、動脈硬化を促すように働くので、これによっても高血圧が進行します。「お腹の脂肪」はひそかに、着実に血圧を上げ、次第に重度の高血圧に追い込んでいくということです。

幸いなことに、**内臓脂肪はつきやすいけれど落ちやすい**ため、減量すると真っ先に内臓脂肪が減ります。1キログラムでも2キログラムでも落とせば、頑固だった血圧の数値が動き始めます。

血管の壁の慢性炎症を防ぐ

近年、内臓脂肪と生活習慣病、ならびに全身の老化との関係で注目されているのが慢性炎症です。通常の炎症は捻挫《ねんざ》したとか、扁桃炎《へんとうえん》で喉が腫れたとか、にきびをつぶして細菌が入ったときなどに起こります。赤く腫れて痛みと熱をともないますが、適切な手当をしてケガや病気が治まれば炎症も自然に消えていきます。

これに対して慢性炎症では、とくに原因が見当たらないのに、ごく弱い炎症がくすぶるように何年も続きます。痛みもなければ、どこかが腫れることもありません。いわば「冷たい炎症」です。けれども確かに炎症は起きていて、組織が硬くなり、機能が次第に低下するなどの異常があらわれてきます。

最近になって、なんと**内臓脂肪で起きた慢性炎症が他の組織に「飛び火」する**ことが明らかになりました。血管の壁で慢性炎症が燃え広がれば動脈硬化がみるみる進行し、結果として血圧が上がります。慢性炎症は加齢、がん、認知症とのかかわりも深く、慢性炎症が強い人は炎症が弱い人より先に亡くなる傾向が示されています。

慢性炎症をやわらげるには、減量して内臓脂肪を落とすのがもっとも効果的です。また、魚に含まれるＥＰＡとＤＨＡ、そして玄米が慢性炎症を抑え、臓器を守ることもわかってきています。

〈減量で下げるコツ〉

・20歳のときの体重が理想だが、数キログラムの減量でも効果がある。

・毎月2キログラムまでの減量なら体の負担にならない。

・減らしたい体重（キログラム）×25＝一日に減らすべきカロリー（キロカロリー）。
・清涼飲料水をやめてお茶に変える、おかずは一汁二菜にする、平日は晩酌しない、お菓子、果物は3日に一度にするなど、自分に合ったルールを決める。
・食事の内容をカレンダーか手帳にメモしておく。メモを見返すたびに発見がある。

運動で下げる

確実に効くのは「ややきつい有酸素運動」

「血圧？　高かったこともあるけど、今はなんともないよ」。こんなセリフ、言ってみたいですね。じつは、こういう人は決して少なくありません。なかには、血圧を下げる薬を2年くらい飲んでいたのが次第に血圧が安定し、今では薬を飲まなくても正常血圧におさまっている人もいます。

こういう人たちは食事も気をつけているでしょうが、話を聞くと、たいてい「運動と減量が効きました」という答えが返ってきます。

図19は、日本高血圧学会の『高血圧治療ガイドライン2014』に掲載された図を改変したものです。減塩、減量、運動など、生活習慣を一つだけ変えたときに、血圧がどのくらい下がるかを調べた多数の研究を総合的に分析して、結果をグラフにまとめました。

これによると、もっとも有効だったのが先に説明したDASH食で、次が減塩と減量、そして運動、節酒と続いています。減塩したグループは塩分摂取量を一日あたり平均4・

図19　生活習慣の改善で血圧はこれだけ下がる

生活習慣を一つ改善することで、血圧がそれぞれどれだけ下がるかを調べました。横に伸びる帯が長いほど効果があったことを示しています。減塩とDASH食はとくに上の血圧が下がりやすく、減量は下の血圧に効くことがわかります。

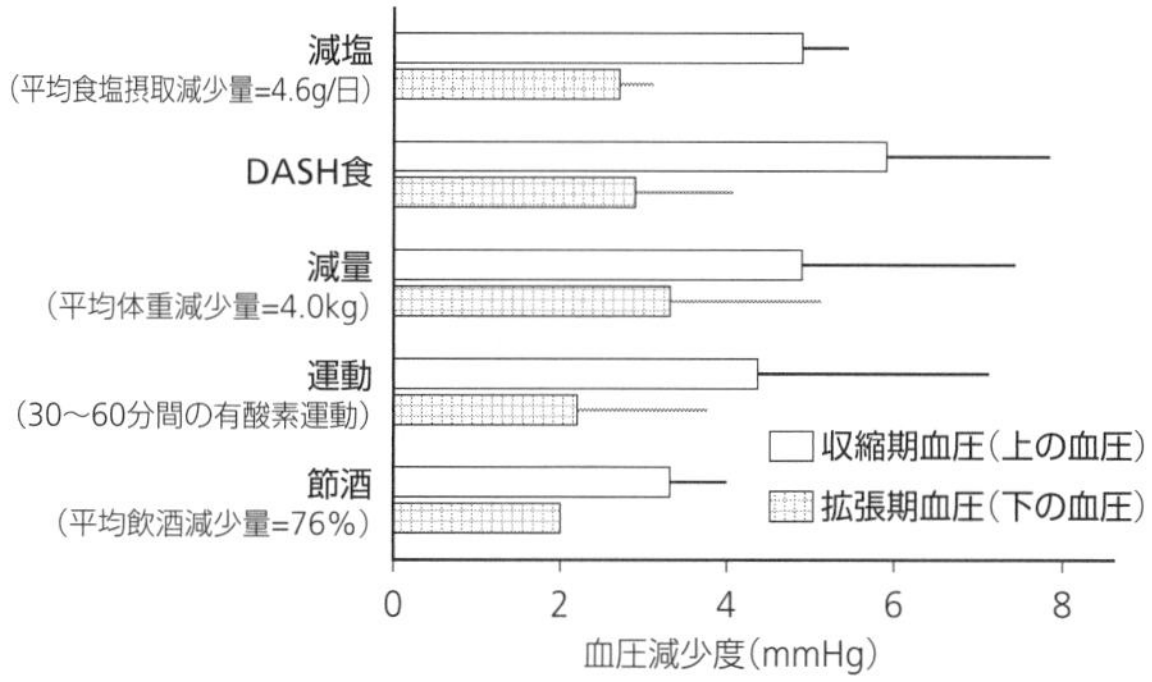

(日本高血圧学会『高血圧治療ガイドライン2014』より改変)

6グラム減らしました。日本人の塩分摂取量は平均で10グラムを切るくらいですから、半分近く減らした計算ですが、DASH食の効果はこれを上回っています。

減塩とならぶ威力を示したのが減量で、運動の効果も上々です。実際の生活では生活習慣を一度にいくつも改善できるため、三重、四重の効果が期待できます。

運動のポイントは、**「ややきつい有酸素運動」**を**「できれば毎日」「30分以上」行う**ことです。有酸素運動は酸素をしっかり取り込みながらじっくり行う運動のことで、歩く、走る、自転車に乗る、泳ぐなどがその代表です。

研究によって結果にばらつきはあるも

のの、すでに高血圧と診断されている人に有酸素運動を10週間続けてもらったところ、半数の人で上の血圧が20ミリ以上、下の血圧が10ミリ以上低下したという報告もあります。もう少し辛めの報告でも、上の血圧が平均8・3ミリ、下の血圧が平均5・2ミリ下がったとしています。

毎日運動するのが難しければ、**一日60分の有酸素運動を週に3回**でも効果に大きな違いはないようです。30分とか60分連続して行う必要はなく、こま切れでも問題ありません。ただし、一回に10分は続けましょう。

このくらいの有酸素運動は内臓脂肪を燃やすのに最適で、まさしく一石二鳥です。血圧が高い人だけでなく、糖尿病や、慢性心不全、狭心症、心筋梗塞などの心臓の病気がある人でも血管の壁の機能が改善することが確かめられています。

注意が必要なのは運動する時間帯です。高血圧を指摘されている人は**起床後2時間と、夕方から夕食までの時間は運動を控えるほうがよい**でしょう。一日のなかで誰でも血圧が上がりやすい時間帯だからです。安全第一で、長く続けることを優先すべきです。

高血圧に限らず、何かの病気で治療を受けている人は、主治医の許可を得てから運動に取り組むようにしてください。

運動は一週間単位で考える

定期的な運動と聞くと、「帰る時間がバラバラだから、計画を立てるのは難しいなあ」と弱気になる人がいますが、運動は一週間単位で考えてください。週に3回以上で、一週間の合計が180分以上になればよいのです。

歩くときのコツは**散歩ではなく早歩きする**ことです。「ややきつい有酸素運動」ですからね。一緒に歩いている人と、かろうじて笑いながら話ができるスピードで、少し汗ばむくらいが目安です。

決まった時間に同じコースを歩くのもよいのですが、それだけで週に180分は難しいと思います。生活のなかで少しでも上乗せしましょう。駅や近くのスーパーまで早歩きならどのくらいかかるでしょうか。片道10分としたら往復20分の貯金です。

仕事で移動するときも早歩きです。オフィス、駅、ショッピングセンター、マンションではできるだけ階段を使いたいですね。**そこそこの距離なら自転車も立派な有酸素運動に**なります。息を弾ませながら坂道を頑張ってのぼると効果的です。もちろん、安全には十分気をつけてください。

初めのうちは足の筋肉が張ったり、痛くなったりするかもしれません。これまでいかに運動してこなかったかということです。

でも、それは過去の話。運動が習慣になると、お盆だろうがお正月だろうが、体を動かさずにはいられなくなります。目標は血圧を正常範囲まで下げること。続けるうちに普段から一酸化窒素がしっかり出るようになって、血圧が安定します。

運動に慣れていない人は、まずは何日か続けて歩いてみましょう。初めは散歩気分でかまわないので、その代わり**一日に40分、一週間に200~240分**歩いてください。

天気の悪い日は家でテレビ体操をしてもよいでしょう。だらだら実施するのは時間の無駄です。**きびきび動けば血管の壁が柔らかく広がって、全身の血液の流れがよくなる**のが自分でもわかります。

室内の段差を上がり下りする手もあります。階段の一番下の段とか、あまり高くなければ玄関の段差などを一段上がり、そのまま後ろ向きに下りましょう。狭くて危なっかしい場合は、必ず手すりにつかまるか壁に手を当てながら実施してください。出張でホテルに滞在するときにも使えるかもしれません。

ケガや病気でベッドにいる時間が長い人には、ハンドグリップ運動があります。手のひらに入る大きさのボールや小物を握ったり、離したりする繰り返し動作です。

ただし、段差の上がり下りやハンドグリップ運動は、体力が落ちている人、体の不調をかかえる人のための最低限の運動です。異常をとくに指摘されていない人には**早歩きか自転車こぎをおすすめ**します。

早歩きで壁が若返る

運動は二つの経路で血圧を下げると考えられています。

1 血管が柔軟に広がる

「ややきつい有酸素運動」をすると、心臓が血液をどんどん送り出します。血管の壁は流れる血液の勢いが増したのに気づくと、一酸化窒素を増やして血管の壁を広げます。血液が無理なくたっぷり流れることができるようにするためです。

59〜69歳の女性を対象に、自転車型の運動器具による有酸素運動を一日30分、週に5日、3ヵ月続けて実施してもらった研究があります。図20の上のグラフをご覧ください。

左寄りの2本は運動しなかったグループ、右寄りの2本は運動したグループのデータです。運動したグループだけが３ヵ月で窒素酸化物の濃度が約１・６倍上がっているのがわかります。

一酸化窒素は不安定な物質で、作られるとまもなく窒素酸化物に変化します。つまり、この結果から、**血管の壁の機能が高まって一酸化窒素が増加した**と考えることができるわけです。上の血圧は平均12ミリ、下の血圧は平均７ミリ下がりました。

61〜69歳の女性に同様の自転車こぎをしてもらった別の研究では、血圧を上げる作用を持つエンドセリンの濃度が３ヵ月で15パーセント低下しました。これを示したのが図20の下のグラフです。このときは、上の血圧が平均15ミリ、下の血圧は平均14ミリ下がりました。年齢を重ねた人でも、しっかり体を動かせば血管はちゃんとこたえてくれるということです。

有酸素運動のなかでも**足を動かす運動がとくに望ましい**のは、足には大きな筋肉が集まっているからです。なかでも、ふくらはぎの筋肉は足を動かすたびに力強く収縮して血液を押し上げます。全身の血液の流れがよくなれば、体のあちこちで一酸化窒素が作られて血圧が下がりやすくなります。

先ほど紹介したハンドグリップ運動でも、血管の壁が刺激されて一酸化窒素がある程度

図20　中高年にも有酸素運動が効く

中高年の女性が自転車こぎを3ヵ月続けました。運動しなかったグループの一酸化窒素濃度が変わらなかったのに対し（上グラフの左半分）、運動したグループは濃度が上がっています（上グラフの右半分）。別の研究では自転車こぎ3ヵ月でエンドセリン濃度が下がりました（下グラフ）。どちらの研究でも、運動による血圧の低下を認めました。

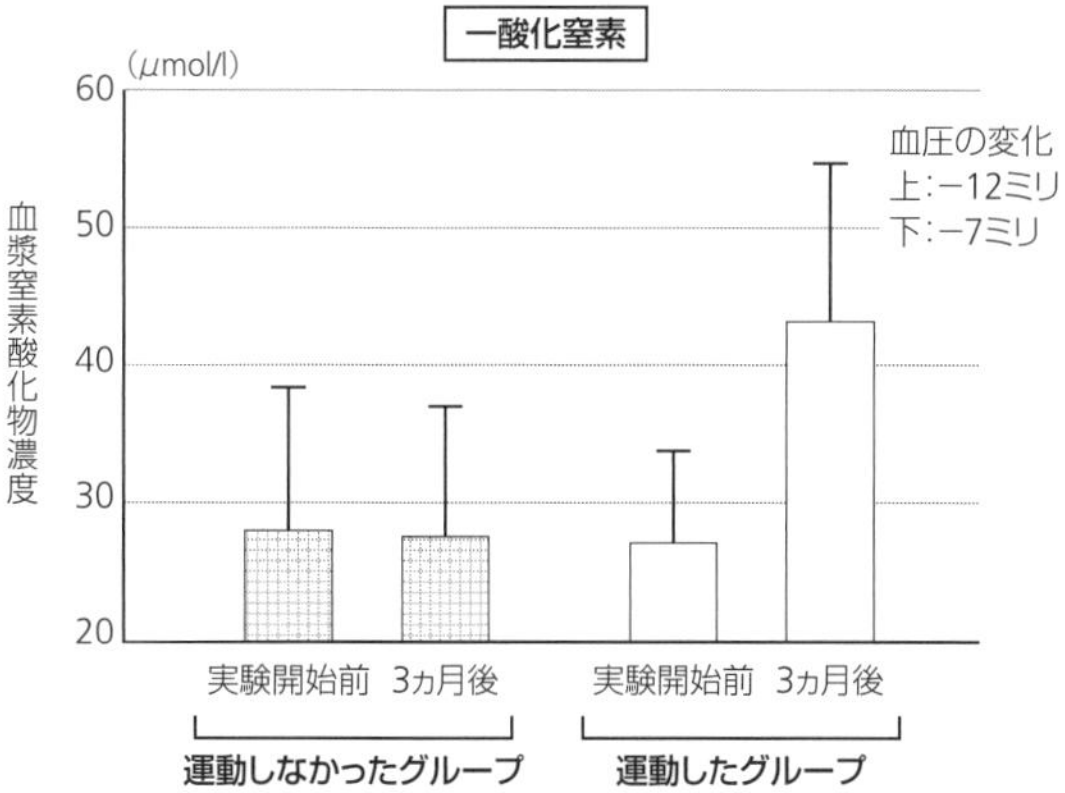

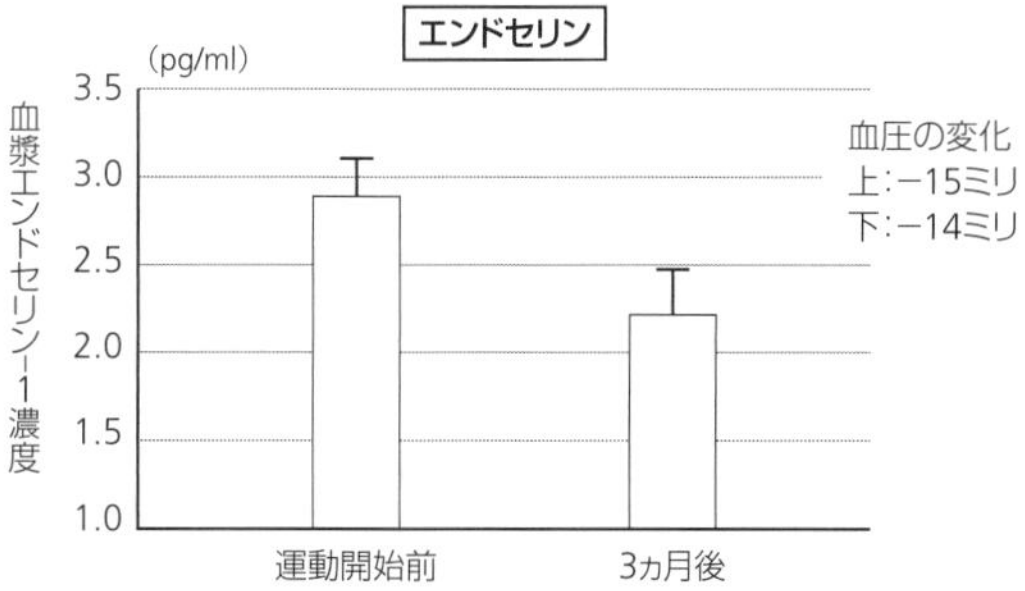

（一酸化窒素 "Moderate Regular Exercise Increases Basal Production of Nitric Oxide in Elderly Women", MAEDA S, *et al., Hypertens Res*, 27(12): 947-953, 2004より改変、エンドセリン "Aerobic exercise training reduces plasma endothelin-1 concentration in older women", Maeda S, *et al., J Appl Physiol*, 95(1): 336-341, 2003より改変）

増えることがわかっています。体力が落ちている人は、無理なくできる運動を長く続けてください。

2　動脈硬化を予防する

有酸素運動にはもう一つ大きな効果があり、ＨＤＬ、いわゆる善玉コレステロールが増えます。**善玉コレステロールは動脈硬化の進行を抑えてくれる**ため、長い目で見て高血圧の予防と改善に役立ちます。

低血圧にも有酸素運動がおすすめ

高血圧を気にする皆さんとは逆に、世のなかには血圧が明らかに低い人がいます。なんともうらやましい話ですが、低血圧の人にも悩みはあって、「塩で血圧が上がるのなら、自分は塩辛いものを食べるほうがいいのだろうか」と考える人がいるようです。

いくら血圧が低くても塩を余分に摂る必要はありません。それより大切なのが有酸素運動です。足をしっかり動かすと血液が心臓に戻りやすくなり、体のすみずみまで新鮮な血液が流れます。血液の流れがよくなると血管が血圧を調整する力が高まって、血圧を適切な範囲で維持できるようになります。

低血圧で受診すると、足を圧迫する治療用のストッキングをすすめられることがあります。足の血液を心臓に戻りやすくするための製品ですが、**有酸素運動を続ければ体の中から血液のめぐりを改善できる**わけです。

血圧が低いと、朝起きるのがつらかったり、昼ごろまで体調がすぐれなかったりすることがあるのは、このあと172ページで説明する自律神経のバランスが乱れやすいのが原因です。有酸素運動は自律神経のバランスを整えるのにも役立ちます。

ただし、血圧が低い状態でいきなり早歩きを始めると、心臓がドキドキしたり、息切れしたりする恐れがあります。そういうときは速度を落として、体が温まってきたら速度を上げるなどして体に負担がかからないようにしましょう。

〈運動で下げるコツ〉

・ややきつい有酸素運動を一日30分以上、週に180分以上行う。こま切れでもよいが、一回に10分は続けたい。
・息が弾むくらいの速度で歩く。ある程度の距離なら自転車も効果的。
・駅やオフィス、スーパーまで早歩きする、建物では階段を使うなどして生活のなかで有酸素運動を上乗せする。
・悪天候の日はテレビ体操をしてもよい。出張先では段差を利用できる。
・運動初心者は一日40分、週に200〜240分散歩してみる。体力が落ちている人はハンドグリップ運動もよい。
・低血圧にも有酸素運動が効果的。歩く速度は体調を見ながら調整する。

節酒で下げる

減塩＋節酒で血圧はみるみる下がる

かつて脳出血が多く発生した東北地方にも、高血圧と脳出血が少ない地域がありました。それぞれの地域の生活習慣を比較する調査を行ったところ、興味深いことが明らかになりました。

現在も米どころとして知られる秋田県の**農村地域は60パーセントの人が高血圧**でした。冬は深い雪に3〜4ヵ月閉じ込められて新鮮な食品が手に入らないため、おかずは魚の干物や野菜の塩漬けが中心でした。おいしいお米で作った自家製のどぶろくを女性も子どももたしなみながら、静かに春の到来を待ったそうです。

これに対して、岩手県の**ある漁村には高血圧の人が20パーセントしかいません**でした。米が不足しがちだったので自宅で酒を造ることができず、飲むとなれば清酒を買うしかありません。そのため、酒はあまり飲めませんでしたが、雪が少ないおかげで塩漬けにしなくても食品が手に入り、冬もサケ漁に精を出して、獲《と》れたての魚や豊富な海藻を食べていました。

ここからわかるのは、秋田の農村と岩手の漁村は、**塩分摂取量だけでなく飲酒量にも運動量にも差があって、カリウムの摂取量も相当違っていた**ことです。そのため、専門家らは問題の農村地域に出向き、必要に応じて血圧を下げる薬を飲んでもらいながら、減塩と運動を促して、野菜と新鮮な魚の摂取をすすめるなどの生活指導を実施しました。

すると、**脳出血で亡くなる人が目に見えて減少した**のです。

1960年代なかばに指導を開始するや、1970年代には早くも脳出血の発症率が4分の1になり、1990年代の調査では8分の1まで低下しました。不幸にして脳出血を起こした場合も比較的軽症にとどまる例が増えました。

この地域の50代男性の平均血圧は20年間で上が約15ミリ、下が約7ミリ下がっています。塩の摂り過ぎがいけないのは確かでも、問題はいくつも重なっていたということです。対策を並行して進めれば、高血圧と脳出血をここまで遠ざけることができます。

飲酒量も一週間単位で調整を

飲酒はどのくらいの量なら安全なのでしょうか。ハワイ在住の日系人男性約7000人を対象に実施された有名な調査があります。これによると、純粋なエチルアルコールの摂取量が一日平均20ミリリットルを超えると、上の血圧も下の血圧も明らかに上昇しました。

エチルアルコール20ミリリットルといえば、日本酒1合に含まれる量です。ビールなら500ミリリットル入りの中びん1本、焼酎なら0・6合、ワインは4分の1本で、発泡酒はビールと同じです。

要注意なのが昨今はやりのストロング系チューハイです。通常の缶チューハイはアルコール度数が6パーセント弱なので、500ミリリットル缶1本が日本酒1合に相当しますが、アルコール度数が9パーセントのストロング系だと、350ミリリットル缶1本で日本酒1・5合、500ミリリットル缶だと1本で日本酒2合強に相当します。

ビールを飲んでも焼酎を飲んでも、飲酒量を日本酒に換算できるのは、アルコール飲料に共通して入っている**エチルアルコールが血圧を上げる**からです。言い換えると、アルコール飲料である限り血圧は上がり、「血圧が上がりにくい飲料」とか「上がりやすい飲料」というものはないわけです。

飲酒が体に与える影響は蓄積して作用するため、一日ではなく一週間単位で考えて、安全のために**男性は週に6合まで、女性は3合まで**としましょう。女性が半分なのは、日本人を含む**東アジア人の女性は、東アジア人男性の半分の量で体への悪影響が出現する**ことがわかっているからです。

歓迎会や送別会、忘年会、新年会など飲酒の機会が続く時期は一ヵ月単位で帳尻を合わせてください。**男性なら月に25合、女性は13合**です。節酒の効果は、元の血圧が高い人ほど大きいことが判明しています。

ここでも飲酒量をカレンダーか手帳に書いておくことをおすすめします。記録しておけば一週間とか一ヵ月かけて飲酒量を調節できますね。「缶ビール2本、ワイン1杯」という具合に簡単にメモしておきましょう。

週に一度か月に一度、先に述べた換算法で日本酒の分量に直します。たとえば焼酎2合と350ミリリットル入りの缶ビール4本なら、それぞれ3合強と3合弱で合計6合程度です。「意外に少なかったな」とか「あれれ、結構飲んじゃったな」と驚きながら、次第に自分で「ここでやめれば今週は大丈夫だろう」と計算できるようになります。

ところで、「少し飲むほうが脳卒中が起きにくくなる」という話を聞いたことはありませんか。そういうデータは確かにあります。正確にいうと、脳血管障害のなかの脳梗塞の発症率が低くなるのです。

40〜50代の日本人男性約2万人を対象に11年にわたって行われた調査から、一日に平均で「1合未満」飲酒する人は、「ときどき飲む」人とくらべて脳梗塞の危険が約4割低いという結果が得られました。

脳梗塞は、動脈硬化を起こした血管の壁に血の固まりができることが発生の引き金になります。**アルコールには血液を固まりにくくする作用がある**ため、脳梗塞の予防に役立つのでしょう。しかし、「それならば!」とボトルに手を伸ばすのは待ってください。血が固まりにくいということは、**裏を返すと出血しやすい**ということです。

そんな状態で血圧が上がれば脳出血を招きます。一日の飲酒量が日本酒にして平均1・3合足らずの人でも、まったく飲まない人とくらべると血圧が上がっています。飲酒量が増えるにつれて脳出血の発症率が高くなり、一日に平均3合以上飲む人は、「ときどき飲む」と回答した人の約2・5倍も危険が大きくなります。

とくに飲酒直後の入浴は禁物です。血圧が急上昇して脳出血を引き起こすため、飲んだら一時間は入浴を避けてください。

日本人の「安全酒量」は欧米人の半分

アルコールが分解される過程でできる物質には血管を広げる作用があるため、飲むといっときは血圧が下がります。けれども、この物質はまもなく分解されてしまい、飲み続けるうちに血圧が高くなります。

世界保健機関（WHO）が2016年に実施した調査によると、**日本人男性一人が年間に消費するエチルアルコールの量は10・4リットル**で、世界86位でした。

大きな傾向として見ると、一人あたりの飲酒量は、かつて東側陣営に属していた国々が軒並み高く、もっとも多かったベラルーシの男性は年に27・5リットル飲んでいます。次に多いのが西欧諸国と韓国で、その次が韓国以外の東アジアと東南アジア、北米諸国です。日本もここに入ります。

そのすぐ下に世界平均値が来て、平均より少ないのがインドと、飲酒が禁止されているイスラム諸国でした。日本人の飲酒量は世界平均より多いとはいえ、飲酒の習慣がないイスラム諸国を除いて考えれば、世界のなかでは少ないほうです。

それでも安心はできません。アルコールの分解にかかわる酵素の働きには人種差があり、これは生まれ持った遺伝子で決まります。日本人を含む東アジア人は約40パーセントの人でこの酵素の働きが弱く、**飲むと有害な作用が出やすい**のです。欧米人やアフリカ系の人には、この酵素の働きが弱い人はいません。

アルコールの分解がスムーズに進まないとアセトアルデヒドという毒性物質がたくさん作られて、顔が赤くなる、頭痛がする、心臓がドキドキするなどの症状があらわれます。アセトアルデヒドが神経に働きかけて皮膚の血管を広げ、流れる血液の量を増やすからです。

そのため、顔が赤くなるかどうかを見れば、アルコールを分解する働きが強いか弱いかがある程度判断できます。これを利用して、顔が赤くなるグループと、赤くならないグループに毎日同じ量のアルコールを飲んでもらう実験が韓国で行われました。すると、顔が赤くなるグループは、赤くならないグループの半分の日数で血圧が上がることが判明しました。

他の調査からは、**アジア人は、血圧上昇により脳血管障害を発症する危険が欧米人の2倍近く高い**という結果が得られています。

飲むと体に塩分が濃縮される

アルコールを飲むとトイレに行きたくなって、喉が渇きませんか。アルコールには尿の量を増やす働きがあるからです。アルコール飲料に含まれる水分の量よりも出て行くほうが多くなるため、非常に喉が渇きます。

困ったことに、このとき出て行くのは水分だけで、腎臓からのナトリウムの排出はむしろ抑えられてしまいます。これにより**血液に塩分が濃縮され、血圧が上がります**。また、アルコールが肝臓で分解されるときには飲んだ量に比例して中性脂肪が作られるので、内臓脂肪が増えて動脈硬化が進みます。こうして、長期的にも高血圧が進行します。

30歳以上の日本人男性を対象に、飲酒が血管の壁に与える影響をFMD検査で調べた研究があります。すると、まったく飲まないグループとくらべて、一日に2合以上飲むグループにはFMDが低い人が約2・4倍多くいることが明らかになりました。わかりやすくいうと、飲酒によって壁の機能が約2・4倍落ちやすくなるということです。

飲酒を続けると**終末糖化産物（AGE）という老化物質が体内で増える**ことも報告されています。老化物質とは聞き捨てならない言葉ですが、AGEは体内の余分なブドウ糖が、体を作る蛋白質と結びつくことで作られます。こうしてできたAGEは血液の中を流れて行き、血管の内側にあるレンガの壁、正確にいうと血管内皮と結合して壁の機能を低下させます。

また、動脈の壁には弾力のもとになるコラーゲンという蛋白質が存在しますが、余分なブドウ糖がコラーゲンとのあいだでＡＧＥを作るとコラーゲンが劣化し、動脈硬化が始まります。ＡＧＥの退治法は抗老化編を見てください。

〈節酒で下げるコツ〉

・アルコール飲料の種類にかかわらず血圧は上がる。
・安全に飲めるのは日本酒に換算して男性は週に6合、女性は3合まで。
・飲む機会が多い時期は一ヵ月単位で考える。男性は月に25合、女性は13合まで。
・毎日の飲酒量をカレンダーか手帳にメモしておき、一週間ないし一ヵ月ごとに飲酒量を振り返る。

禁煙で下げる

朝の一服で血圧が30ミリはね上がる

血管の壁を劣化させて血圧を上げるといえば、タバコの右に出るものはないでしょう。タバコが血圧を上げる力はすさまじく、一本吸うだけで上の血圧が20ミリ上がり、とくに**朝起きぬけの一本で30ミリもはね上がる**というデータがあります。上の血圧が普段140ミリの人なら170ミリになるということです。

ホースの穴から水が吹き出すたとえでいえば、噴水が39センチメートル高くなる計算です。この状態は15分以上続き、普段の血圧まで下がるには30分ほどかかります。2本続けて吸えば30分たっても血圧は上がったままです。

このことから、一日に30～40本吸うヘビースモーカーは、おそらく一日中血圧が高いままとなり、血管の壁の劣化が進むと考えられています。実際に、30～70代の日本人910人を対象とする調査を通じて、**一日に30本以上吸うグループは、喫煙しないグループとくらべて壁の機能が約2・2倍低下しやすい**ことが示されています。

また、日本人を対象に19年間行われた別の調査によれば、**一日1箱以内の喫煙でも心筋梗塞の発症率が4倍以上、1箱を超えると7・4倍**上がり、毎日2箱以上タバコを吸う男性は、まったく吸わない人とくらべて脳血管障害の発症率が約2・2倍高くなりました。

これは飲酒や塩分摂取の影響を受けないように調整したデータなので、**喫煙に加えて酒を飲む、塩分も摂取するとなれば、健康に気をつかっている人との差はさらに広がります。**

とくに女性が喫煙すると、心臓病の危険が男性の喫煙者のさらに25パーセント増しであることもわかっています。おまけに喫煙は女性ホルモンを減少させるため、これによっても血管の壁がもろくなり、肌の老化が進みます。妊娠しているかどうかに関係なく、女性もタバコはやめるべきです。

タバコを吸う人の寿命は吸わない人より平均10年短く、自立して生活できる健康寿命も4・4年短いというデータもあるとなれば、もはや禁煙待ったなしです。

「2018年全国たばこ喫煙者率調査」によると、成人男性の喫煙率は27・8パーセント、成人女性は8・7パーセントでした。約50年前の1966（昭和41）年には男性の喫煙率が83・7パーセントだったので、ざっと3分の1まで下がったことになります。

かつては欧米各国より喫煙率が高かったのが、現在ではフランスより低く、ドイツ、べルギー、スペインとほぼ同じ水準になりました。

しかし現在でも、日本人男性の1400万人以上、女性は470万人以上がタバコを吸っていると推計されています。年代別では男女とも40代の喫煙率がもっとも高く、地域でいうと男女そろって**北海道と東北の喫煙率の高さ**が目につきます。

そのためでしょうか。国立がん研究センターの2018年の都道府県別の統計によると、「気管、気管支および肺」のがんによる75歳未満の死亡率がもっとも高かったのは、男性は青森県、女性は北海道でした。がんは高齢になるほど発症しやすくなるため、高齢化の影響を受けないように調整したデータで比較しています。

この背景には、喫煙に対して比較的寛容な土地柄に加えて、自治体や飲食店による喫煙ならびに受動喫煙対策の遅れがあると指摘されています。

禁煙は今からでも遅くない

禁煙すれば血管は元どおりになるのでしょうか？　タバコを2年以上吸っていて禁煙した男性を対象に、FMD検査で血管の壁の機能を比較した研究があります。すると、検査の数値が正常範囲だった人は禁煙前には約15パーセントしかいなかったのに、禁煙3ヵ月後には約62パーセントまで増えました。**回復力がちゃんと残っていた**のです。

また、心筋梗塞を起こした男性およそ900人を対象に行われた調査によると、病気になるまで毎日15本以上吸っていた患者さんのうち、病気をきっかけに禁煙したグループは、その後も喫煙を続けたグループとくらべて、その後3年間に心筋梗塞を再発した人の割合がほぼ半分でした。

別の調査では、禁煙して15年たつと、再発の危険が初めから吸っていなかった人と変わらなくなることが示されています。異なる調査なので単純に比較することはできませんが、喫煙によって**心臓の血管が受けた傷は、禁煙して3年で半分になり、15年でほぼ完全に癒える**可能性があるわけです。

禁煙を促すためにタバコを値上げする国もあります。同じ銘柄のタバコ一箱でくらべると、もっとも高いのがオーストラリアで2166円、第2位がニュージーランドの1951円、アイルランドの1437円と続き、日本は2019年秋の消費税増税前の時点で、500円で37位だったそうです。

タバコの価格が高い国に住む人は、外国の安いタバコを個人輸入するなどして対抗している可能性があるとはいえ、これらの国の男性の喫煙率は日本の半分くらいなので、値上げの効果はあるといえそうです。

タバコが原因で余分にかかる医療費が国全体で年間約1兆7700億円、それにともなう労働力の損失が約2兆3700億円という試算もあります。さらに、火災の原因の10パーセントがタバコの火の不始末であることを考えると、日本でもさらなる値上げが検討されるかもしれません。

新型タバコの害は従来のタバコと大差なし

20〜30代の喫煙者のうち、紙巻きタバコから新型タバコに完全に切り替えた人が3人に1人を超えたと伝えられています。見た目がおしゃれなうえに、小さな器具を操作する面白さもあるのでしょう。

メーカーが「有害物質の量が平均で90パーセント少ない」などと宣伝していることから、新型タバコは健康に害を与えにくく、周囲の人に迷惑がかからないと考えている人もいるようです。

日本で普及している新型タバコは大部分が加熱式タバコです。刻んだタバコの葉を燃やして煙を吸う紙巻きタバコに対し、タバコの葉を加熱して発生する蒸気を吸うため煙が出ません。

ですが、安全かどうかは別の話です。近年、紙巻きタバコの煙と加熱式タバコの蒸気をネズミに吸わせて、FMD検査で血管の壁の機能がどのくらい変化するかを調べる実験が行われました。一回に15秒間、5分間に5回吸わせたところ、壁の働きは紙巻きタバコで57パーセント、加熱式タバコでは58パーセント低下しました。

加熱式タバコの蒸気が目に見えようが見えなかろうが、**血管の壁の機能は紙巻きタバコと同じようにそこなわれる**のです。ここにかかわっていると推測されているのがニコチンです。

紙巻きタバコと加熱式タバコのそれぞれを吸ったあとで、血液のニコチン濃度を時間を追って測定したデータを見ると、どちらのタイプのタバコもニコチンが急速に血液に取り込まれ、**ニコチンが血液から消えるまでの時間はほとんど変わりません**でした。

血液に溶けたニコチンの最大濃度は加熱式タバコのほうがわずかに低く、それでも紙巻きタバコの約70パーセントありました。30パーセントしか違わなかったわけです。しかもニコチンはごく微量で体に害を与えます。ニコチンの量が約70パーセントでも健康被害は70パーセントにはなりません。

これに加えて、火のついた紙巻きタバコは先の温度が約600度まで上がるのとくらべ、加熱式タバコは350度程度にとどまるため、**有害物質が燃え残りやすい**ことも指摘されています。

加熱式タバコでは解決にはならないということです。タバコをすっぱりやめられない人が多いのは、ニコチンが、**ヘロインやコカインより依存性が高い**と考えられているからです。禁煙外来には依存が起きるしくみをふまえて開発された禁煙プログラムがありますので、相談するのも一案です。

タバコの煙に含まれる悪玉御三家

では、おさらいをかねて、なぜタバコで血圧が上がるのか、なぜ禁煙が望ましいのかを確認しておきましょう。タバコの煙には、おなじみのニコチン、タール、そして70種類を超える発がん性物質をはじめ、5000種類以上の化学物質が含まれています。そのなかで、血圧を強力に上げる御三家が一酸化炭素、ニコチン、活性酸素です。

1　一酸化炭素

一酸化炭素は、血管の壁が作る善玉物質「一酸化窒素」と名前が似ていますが、まったく別の物質です。物が不完全燃焼すると発生するガスで、**血管の壁が作る善玉物質を減らす性質**があり、結果として血圧が上がり、血管の壁の劣化が進みます。

一酸化炭素が怖いのは、赤血球の中にあるヘモグロビンという蛋白質と強力に結びつくからです。ヘモグロビンは酸素を体のすみずみまで運んでいますが、一酸化炭素は酸素を追い出して自分がヘモグロビンと結合するため、体の組織に酸素が届かなくなってしまいます。

石油ストーブが普及していた時代には、換気せずに石油ストーブを長時間使ったことで一酸化炭素が部屋に充満し、中毒を起こして亡くなる例が少なくありませんでした。タバコの煙には一酸化炭素がしっかり含まれているため、**タバコを吸うと組織が慢性的な酸素不足におちいり、全身の老化が進行**します。

2 ニコチン

ニコチンは体内でカテコールアミンという物質を増やして、一酸化炭素とは異なる経路で血圧を上げています。

人が元気に活動するときは交感神経という神経が活発に働きます。交感神経についてはあとで説明するとして、交感神経は副腎で作られるカテコールアミンと力を合わせて、細動脈を中心とする全身の動脈に信号を送ります。これにより**動脈の壁にある筋肉が収縮し**て、64ページの図10で見たように血液の通り道が狭くなり、血圧が上がります。

かつては、「ニコチンが脳を刺激するので、喫煙者はアルツハイマー型認知症になりにくい」という説がありました。しかし、その後に行われた厳密な調査から、**喫煙が認知症の発症率を高める**ことが示されています。

65歳以上の人を対象に1985年から実施されている「久山町認知症研究」では、これまでタバコを吸ったことがない人とくらべて、喫煙者はアルツハイマー型認知症になる危険が2・0倍高く、動脈硬化と関係が深い脳血管性認知症にいたっては2・8倍高くなりました。

タバコで頭がすっきりするように感じるのは、しょせん、その場しのぎです。タバコの作用が切れるとまたタバコが欲しくなり、知らず知らずのうちに手放せなくなっていきます。

3 活性酸素

喫煙による「タバコ高血圧」の研究をきっかけに、喫煙する、しないにかかわらず、高血圧の人の血管で何が起きているかが次第に明らかになってきています。近年、とくに老化全般とのかかわりから注目されているのが活性酸素の増加です。

タバコの煙には活性酸素とその仲間、そして体内で活性酸素を増やす物質が多数含まれています。これらの**有害物質の一部は肺に蓄積して、肺の中で活性酸素を発生し続ける**と考えられています。

先に用語の説明をしておくと、まず、酸素が他の物質と結びつくことを「酸化」といいます。正確にいえば、「酸化」にはもっと広い意味がありますが、ここではこの理解で十分です。

よく知られる例が鉄のサビです。むきだしになった鉄骨は風雨にさらされるうちに茶色くサビて、ボロボロになりますね。酸素が鉄と結びつくことで、あんなに硬い鉄骨がやすやすと破壊されてしまうのです。逆に酸化反応を利用しているのが酸素系漂白剤です。水に入れると酸素の泡がシュワシュワと発生して衣類や食器を漂白、除菌、消臭できます。

酸素はもちろん体内にも存在します。そのうち、**他の物質と結びつく力がとくに強いもの**を「活性酸素」といい、その強い酸化力で、侵入した細菌やウイルスを破壊に導いてくれています。

これだけなら活性酸素は健康の心強い味方といえますが、**問題は活性酸素の量**です。**増え過ぎた活性酸素は酸化力を武器に暴れ回り、体内の物質を攻撃する**ようになります。

しかも、そのたびに相手からエネルギーを奪うことで、さらに強い毒性を持つ「スーパー活性酸素」に変化して、蛋白質、脂質、酵素、遺伝子DNA、ひいては細胞や組織など、あらゆるものを傷つけ、性質を変える力を手に入れます。

たとえば、動脈硬化とかかわりの深い悪玉コレステロールは、酸化されると血管の壁に侵入しやすくなります。このころには壁そのものも傷だらけになっているため、まさに侵入し放題です。活性酸素には血管の壁が作る善玉物質を酸化させて無力化する性質もあり、動脈硬化と高血圧が急速に進行します。

喫煙によって体内でドミノ倒しのように悪い反応が進み、**組織が一斉に「血圧を上げるモード」に入る**ということです。

活性酸素もAGEと同じく全身の組織を傷つけて、シミ、シワ、白髪、神経細胞の減少などの老化現象を引き起こします。喫煙者に特有のスモーカーズフェイスと呼ばれる顔つきはご存じでしょうか。この続きは抗老化編で考えましょう。

抗酸化物質の効果は「1＋1＋1＝10」になる

活性酸素の害が明らかになるにつれて抗酸化物質が注目されています。抗酸化物質とは、酸化されやすいけれども**酸化されても体に害を与えない物質**です。こんな物質が体内にたくさんあれば体の組織や細胞が傷つけられずにすみますね。

身近な抗酸化物質にはビタミンC、ビタミンE、ビタミンAなどがあり、食品でいうと緑茶、そしてプルーン、レーズン、ブルーベリー、イチゴをはじめとする果物、ホウレン草、芽キャベツ、ブロッコリーなどの野菜がその代表です。

けれども、ビタミンのサプリメントやこれらの抗酸化食品を大量に摂取すれば、高血圧、脳血管障害、心臓病を予防ないし改善できるかというと、まったく効果がなかったという報告もあり、結論が出ていません。抗酸化物質をたくさん摂取すれば活性酸素を抑えられるというほど、話は単純ではないようです。

それでもヒントはあります。さまざまな抗酸化食品を摂取して、食事全体の抗酸化力が高い人は、観察開始からの約17年間に高血圧、脳血管障害、心臓病で亡くなる危険が最大で15〜20パーセント低いことがわかりました。年齢、塩分摂取量、カリウムの摂取量、飲酒量、喫煙の有無、肥満度などの影響を受けないように調整したデータです。

食品の栄養素は一緒に体に入ると吸収がよくなり、互いの作用を引き出し合う現象が知られています。抗酸化物質の場合も、決まった食品だけを多く摂取したり、サプリメントを飲んだりするのではなく、食事を通じてさまざまな食品から何種類もの抗酸化物質を摂取することで、「1＋1＋1＝10」になる可能性があるわけです。

抗酸化物質の代表であるビタミンCについては、抗老化編で改めて取り上げます。

〈禁煙で下げるコツ〉

・加熱式タバコは紙巻きタバコと同じように血管の壁を傷つける。すっぱり禁煙を。禁煙外来を受診するのも手。

・緑茶と、プルーン、レーズン、ブルーベリー、イチゴなどの果物、ホウレン草、芽キャベツ、ブロッコリーなどの野菜は抗酸化食品の代表。種類を多く摂りたい。

心身のリズムを整えて下げる

なぜ修道女は高血圧にならないのか

「食べ過ぎ高血圧」とともに増えているのが「ストレス高血圧」です。

2011年に発生した東日本大震災は大きな犠牲と損害をもたらしました。地震発生の2週間後に岩手県の避難所で健康診断を実施したところ、**上の血圧が140ミリ以上の人が被災者全体の約85パーセント**にのぼり、180ミリ以上という人も4人に1人の割合でいたそうです。

震災の前から血圧を下げる薬を飲んでいた被災者のなかには、それまでは上の血圧が130ミリくらいで安定していたのに、被災後は同じ薬を同じように飲んでいても200ミリ以上まではね上がる例もありました。

このおもな原因は**災害にともなうストレス**です。「災害高血圧」は国の内外で起きた大災害で例外なく報告されており、被災後2〜4週間にわたって続きます。

では、逆に、ストレスをほとんど感じずに暮らしている人の血圧はどうなのでしょうか。

これを明らかにするために、カトリックの国・イタリアで珍しい調査が行われました。教会の修道女と近隣で暮らす女性信者を対象に、20年にわたって定期的に血圧を測定して、その変化を調べたものです。

調査を始めた時点で修道女グループと信者グループそれぞれの平均血圧は同じで、家族に高血圧の人がいる割合も変わりませんでした。グループの平均年齢は38歳と35歳でした。

年月がたつにつれて、どちらのグループも体重と、身長と体重から計算する体格指数（BMI）の数値が上がり、ふっくらしてきました。けれども、血圧が上がったのは信者グループだけで、**修道女グループは高齢になっても血圧が上がらず、むしろ下がる傾向すら見られた**のです。その結果をまとめたのが図21のグラフです。

修道女の血圧がなぜ上がらなかったのか、研究者らはさまざまな角度から検討しました。信者も信心深い人たちなので、修道女らと同じく喫煙をせず、血圧に影響を与える可能性がある経口避妊薬を使っている人もいませんでした。アルコールや、カフェインの入ったコーヒー、紅茶の摂取量も同じでした。

塩分摂取量も調べました。二つのグループの尿を24時間にわたって採取して、塩分摂取量を厳密に推定しましたが、やはり差はありませんでした。

図21　修道女は血圧が上がらない

修道女と女性信者を対象に、20年にわたって実施された調査です。細長い柱のように描かれているのが血圧で、柱の上端が上の血圧、柱の下端が下の血圧をあらわしています。血圧測定は4年ごとに実施しました。

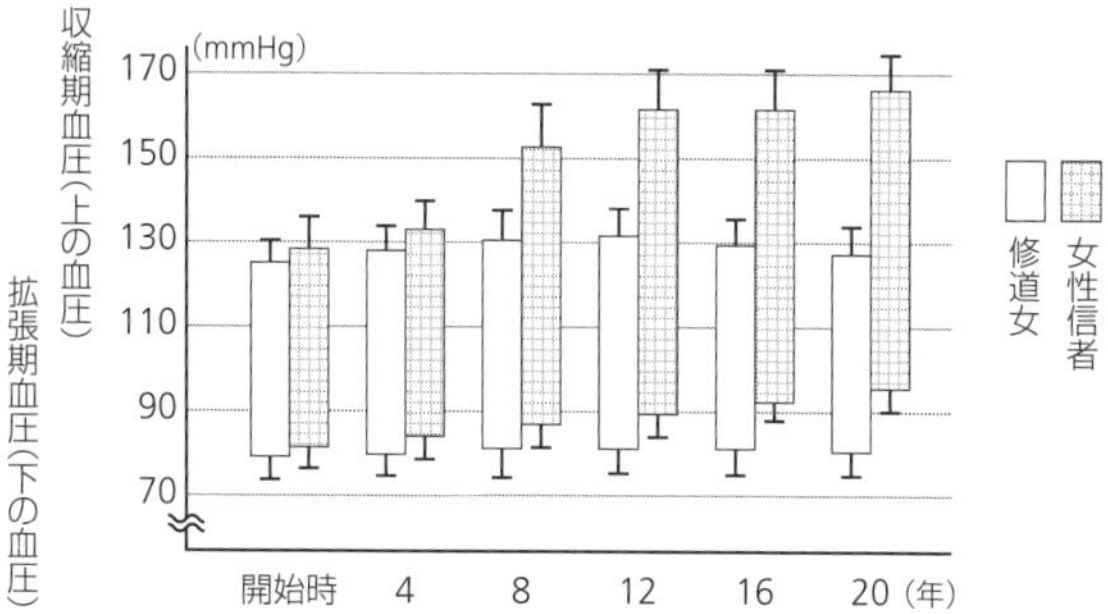

("Age and blood pressure changes. A 20-year follow-up study in nuns in a secluded order", Timio M, *et al., Hypertension*, 12(4): 457-461, 1988より改変)

これらの結果から研究者らは、修道女の**血圧が上がらない背景には修道院での静かな暮らしがある**と考えています。規則正しく生活し、心を穏やかに保つ修練を積み、社会とほとんど接触しないために外からストレスを受けることがありません。この推測が正しければ、血管の健康には心身の平穏がこれほどまでに大きな影響をおよぼすことになります。

これに関連して思い出してほしいのが、塩を使う習慣がなく、血圧が低いとされた世界各地の先住民です。イタリアの研究者らは、近代社会から離れた未開の奥地で暮らす先住民らもストレスを受けにくいと指摘し、このことも血圧の上昇を抑えているのではないかと述べています。

月曜午前は「魔の時間帯」

災害ほど大きなストレスでなくても、日常生活にひそむ目に見えないストレスは血圧を想像以上に押し上げます。たとえば、会社勤めの人が心筋梗塞をはじめとする**心臓病で亡くなる危険は、週のなかでも月曜日がもっとも高い**ことが示されています。

仕事を再開するストレスで血圧が上がり、心臓に負担がかかるからでしょう。とくに月曜午前は発生数が多いことから、「魔の時間帯」と呼ばれています。

こういう話を聞くと、「血圧がもともと高い人たちだったんだろう」と考えそうになりますが、それは少し違います。

健康診断で正常血圧と判定された会社員およそ160人について、日々の血圧の変動を詳しく調べた研究があります。すると、全体の半数近くがじつは高血圧であり、17パーセントが**仕事中に血圧の高い状態が続く「職場高血圧」**でした。

この人たちは血圧が上がるたびに血管が傷つき、心臓に負担がかかっていますが、血圧が正常値まで下がることもあるため、健康診断だけでは発見が困難です。本人もまさか自分が高血圧とは思いもせず、何の対策も取ろうとしません。その結果、こういう人は一般的な高血圧患者さん以上に脳血管障害や心臓病を起こしやすいことがわかっています。

週のスタートを穏やかに切るために、「魔の時間帯」に仕事を集中させないよう意識して業務計画を立てましょう。**いきなりエンジン全開で走るのではなく、ウォームアップにあてるため**です。

気をつけたいのが週末の飲酒です。大量に飲酒すると翌日まで影響が残るため、ストレスが少ない人でも月曜朝の血圧は他の曜日より高いことが知られています。飲酒は就寝する3時間前までに切り上げましょう。

職場でだけ血圧が上がる職場高血圧とは異なり、**病院での診察時や健康診断のときだけ血圧が上がるのが「白衣高血圧」**です。こういう人はたいてい、「ちょっと緊張しちゃったみたいです」と言うのですが、さて、安心してよいのでしょうか。

ストレスで血圧が一時的に上がること自体は珍しくありません。緊張したとか疲れている、体を動かした、気持ちが高ぶったなどのときには確かに血圧が変動します。しかし、健康な人なら上がるといってもしれていますし、測定を繰り返すまでもなく、すみやかに正常範囲に落ち着くものです。

高齢になるほど白衣高血圧が増えることを合わせて考えると、白衣高血圧の人は血管の老化がすでに始まっていて、**血管が状況に応じて直径を柔軟に変化させる力が弱くなっている恐れがあります。**おそらくは病院に来たときだけでなく、日常生活で緊張したり興奮したりするたびに、血圧が不安定な動きを見せると考えられます。

白衣高血圧の40〜60パーセント、約2人に1人が数年後に本格的な高血圧を発症すると報告されていることから、最近は白衣高血圧を高血圧の予備軍ととらえるようになっています。

これらの「不安定血圧」は健康診断でも普段の測定でも見落とされやすく、だからこそ怖いのです。先手必勝で生活習慣の修正に取りかかる必要があります。

ぐっすり眠ると血管の傷が修復される

血圧を上げるのは仕事や家庭の悩みなどの「心のストレス」だけではありません。疲れ、睡眠不足、寒さ、暑さ、よどんだ空気をはじめとする「体のストレス」も問題です。「食べ過ぎ高血圧」とならぶ現代型の高血圧の代表が、**睡眠不足による「寝不足高血圧」**です。

経済協力開発機構（ＯＥＣＤ）が２０１９年に公表した統計によれば、日本人の一日の睡眠時間は平均442分（7時間22分）で、OECD加盟国に中国とインド、南アフリカを加えた31ヵ国でもっとも短いそうです。アメリカは528分（8時間48分）、中国は542分（9時間2分）でした。

睡眠時間が5時間を切ると、十分に眠っている人とくらべて高血圧の発症率が2倍以上高くなります。**血管の壁についた傷は眠っているあいだに修復されるため、**睡眠不足により壁が傷ついたままになるからと考えられます。

とくに寝ていないのが40代です。厚生労働省の「国民健康・栄養調査（平成29年）」では、**40代の約半数が「6時間未満」しか寝ていない**と回答し、それどころか、「5時間未満」という人が男性も女性も10パーセントを超えていました。

残業が多く、通勤時間が長いことに加えて、自分のことより家事や育児、介護を優先せざるをえない人もいるでしょう。ようやく自分の時間が持てる夜中過ぎから、スマートフォンやパソコンで気分転換したくなる気持ちもわかります。

望ましい睡眠時間は個人差が大きいので、何時間以上眠るとよいと数字で示すのは難しいのですが、**起きたときに疲れが抜けていない、なんとなく頭が重い、昼食のあと眠くなるなどの症状があれば要注意**です。

睡眠時間と血圧上昇の関係について、もう少し詳しく調べた研究があります。上の血圧が平均162ミリ、下が平均100ミリと、明らかに高血圧でありながら治療を受けていない人を対象とした調査です。

この人たちの睡眠時間を8時間もしくは4時間に設定して、腕に取り付けた自動血圧計で24時間にわたって血圧を測定し、血液検査をはじめとする医学検査を実施しました。

すると、睡眠不足が続くと、交感神経の活動にともない**カテコールアミンがどんどん作られて、夜間の血圧が上がる**ことがわかりました。とくに上の血圧は翌朝になっても高い傾向が続き、心臓の収縮も増加していました。週末の飲酒に加え、睡眠不足も「魔の月曜日」を引き寄せるということです。

睡眠時無呼吸症候群の2人に1人が高血圧

昨今増えているのが睡眠時無呼吸症候群です。無呼吸といっても呼吸が完全に止まるわけではなく、眠っているあいだに10秒以上止まると「無呼吸」と判定されます。呼吸が一晩に何十回も停止して、それが何年も続くとなれば、体にとって重大なストレスです。慢性的な睡眠不足におちいるだけでなく、血管の壁をしっかり修復することもできません。

呼吸を再開させるときに心臓が強く働くことも明らかになっています。

これにより、睡眠時無呼吸症候群の人は約半数が高血圧で、心臓のリズムが乱れる**不整脈の危険は一般の人の2倍、脳血管障害は4倍**も高くなります。深夜から明け方までのあいだに心臓に異常をきたして突然死する人の割合も約2・6倍高いのです。

肥満しているせいで息の通り道が狭くなって発症する例が多いものの、**日本人を含む東アジア人はもともと喉の作りが小さい**ために、肥満でなくても睡眠時無呼吸症候群になることがあります。

狭くなった喉を空気が無理に通ると「いびき」が発生するため、いびきをかいているとか、呼吸が止まっていると家族に指摘されたら要注意です。また、こういう状態は口呼吸になりやすく、一人暮らしの人は、**朝起きたときに口や喉が乾燥している**のを手がかりにして睡眠時無呼吸症候群が見つかることもあります。

血圧の薬を飲んでいて、生活習慣も改善したのに効果が不十分という場合に睡眠時無呼吸症候群が隠れていることも珍しくありません。これらの症状が気になる人は、耳鼻科、呼吸器科、専門の睡眠時無呼吸クリニックなどで一度調べてもらいましょう。

休日の朝寝坊は1時間半までに

ストレスはあの手この手で血圧を上げます。先に書いたように、ストレスがあると食塩感受性が高くなりますし、とりわけ睡眠不足は肥満を招きます。**睡眠時間が短くなるとホルモンの働きが乱れて、食欲が高まる一方で、満腹感をおぼえにくくなる**からです。

ストレスによる血圧上昇の背景には、交感神経とカテコールアミンがかかわっています。ニコチンによる血圧上昇と同じですが、これは不思議なことではありません。喫煙は体にとって負担であり、その意味でストレスの一種だからです。

交感神経は副交感神経とともに自律神経に分類されています。交感神経は脳と体をしっかり働かせるための神経で、心臓の収縮を速め、血圧を上げて、酸素と栄養が全身にしっかり行き渡るようにしています。いわば、ストレスと戦うための神経です。

血圧が通常は午前中にもっとも高くなるのは、交感神経が活動を開始する時間だからです。ストレスが続くと交感神経ばかりが活発に働いて、血圧が下がらなくなってしまいます。

一方の副交感神経はリラックスのための神経です。おもに夜になると働いて、心臓の収縮をやわらげ、血圧を下げます。血圧を安定させるには、性質の異なる**二つの神経が一日**

を通じてバランスよく働くようにすることが大切なのです。

といっても、難しいことではありません。体は便利にできていて、規則正しい生活を送っていれば、いつもの時間になると二つの神経が自動的に切り替わり、交感神経の暴走を抑えられるようになります。

基本は、**平日と休日の起床時間が大きくズレないようにする**ことです。平日は朝6時に起きるのなら、休日も7時半ごろには床を離れましょう。朝も入浴するかシャワーを浴びると、皮膚に当たる湯の刺激で副交感神経から交感神経に穏やかにバトンが渡ります。

日中はできるだけ体を動かして、起きているときと寝ているときの活動にメリハリをつけましょう。昼寝は30分にとどめ、15時までに起きるようにすれば、夜の睡眠に影響を与えにくいようです。

なかなか寝つけない、夜中に目が覚めるという人は、夕食は早めにすませ、肉、揚げ物など胃もたれしやすい食品を避けましょう。ご存じのように、コーヒー、紅茶などのカフェインを含む飲料、そしてタバコは神経を刺激するため目がさえてしまいます。

温度の急激な変化も体にとってはストレスです。冬になると、お風呂で脳血管障害を発症して倒れる例が増えるのは、暖かい居間から寒い脱衣場に移動し、続いて熱い湯に入ることで血圧が急上昇するからです。言い古された注意ですが、脱衣場は事前に暖めておき、かけ湯をしてから浴槽に入りましょう。

お湯は熱くし過ぎず、40度くらいにすると、リラックスをもたらす副交感神経が働きます。こうなれば血管の壁がゆったり広がり、血圧の安定につながります。

お風呂から上がったら部屋の照明を暗めにして、テレビ、パソコン、スマートフォンを先に眠らせましょう。言うまでもなく寝酒はいけません。すっと寝つけるのは確かでも、アルコールによる眠りは浅いので、ちょっとしたことで目が覚めてしまいます。

ペンとノートで作る「動じない血管」

生活リズムを整えるのに加えて、**ストレスを根本から取り除ける可能性があるのがボールペンとノートを使う方法**です。

ノートでも手帳でも何でもよいので、頭のなかでうずまいている不安や、心のわだかまりになっていることを思いつくままどんどん書いていきます。「つらい」「悲しい」だけでなく、いつ、どんな状況でそう感じたのか、どのくらいつらいのか、何に腹が立ったのか、自分の感情の動きに目を向けながら記載してください。

人に見せるわけではないため、悪口と取られそうなことも遠慮せずに書きましょう。まとまりのない文章でもかまいません。できれば手書きがいいようです。

これは、ただの気分転換ではなく、ジャーナリングとかエクスプレッシブ・ライティングなどと呼ばれる心理学の手法です。あえて日本語にすると、**筆記療法**、**筆記表現法**となるでしょうか。「エクスプレッシブ」は英語で「表現する」という意味です。

欧米では1980年代から研究が行われていて、記載すべき内容や実施方法の違いにより、いくつかに分類されていますが、心のうちを文字にすることで、自分がとらわれている問題を一歩引いたところからながめる点は共通です。

現状を客観視することで、自分の本当の願いとか、問題が発生した真の原因を分析できるようになり、心の奥に押し込めた自分の感情を解放できます。

驚くべきことに、気持ちを文字にすることを通じて、**高かった血圧が下がる**、**手術後の回復が速まる**、**気管支喘息《ぜんそく》が軽快する**、**がんの痛みがやわらぐ**など、体の症状が改善する可能性があるのです。

たとえば、高血圧と診断されている40代の人たちに、自分がストレスと感じていること、心の傷になっていることをテーマに、一日20分、３日連続で書いてもらった実験があります。すると、一ヵ月後の血圧測定で**上の血圧が平均7・7ミリ、下が平均3・4ミリ下がった**のだそうです。

小規模な実験だったので、あくまで参考データではありますが、これが正しいとすれば、109ページに出てきた**DASH食に迫る効果**となります。DASH食はカリウムを十分に摂取して血圧を下げるための食事法で、DASH食を3週間続けたときの血圧低下は5・5~11・4ミリでした。

ストレスを長期にわたって抱えていると交感神経の活動が続き、慢性的に血圧が上がりますが、筆記療法を続けることで普段から感情が安定して、新たなストレスにみまわれても受け流せるようになるとされています。心も、血管の壁もストレスに動じなくなるわけです。

〈心身のリズムを整えて下げるコツ〉

・月曜午前は「魔の時間帯」。仕事量を抑え、前夜は就寝3時間前以降は飲まない。

・睡眠時無呼吸症候群は肥満者以外も発症する。いびき、口と喉の乾燥に要注意。
・毎日の起床時間が大きくズレないようにする。朝の入浴やシャワーもよい。
・昼寝は30分にとどめ、15時までに目覚める。
・夕食は肉、揚げ物など胃もたれしやすい食品を避ける。就寝前のカフェイン飲料、喫煙、寝酒は安眠をさまたげる。
・心の奥の感情をノートに書くことでストレスを客観視できるようになる。

薬も使って下げる

ただし薬だけでは解決できない

私はこれまで30万人近くの健康診断にたずさわってきました。その際、血圧が上がっている人に医療機関を受診するようすすめると、たいてい、「薬を飲まなきゃいけないってことですか？」という悲しそうな声が上がります。いえ、そうではなく、ある程度の期間をかけて検査を受けて、医師と一緒に今後の方針を立ててもらうためです。

血圧だけを見て、その場ですぐに薬を出すなり何なり対応をしないのは、高血圧の問題が「血圧が高いこと」ではないからです。基礎編を思い出してください。高血圧が怖いのは、**血管を劣化させて脳血管障害や心臓病などの病気を招く**からです。だから検査が必要なのです。

ここまで説明してきた生活習慣の改善には、すべて血管と臓器の病気を防ぐ効果があります。いわば、力を合わせて体を守る「脳と心臓、腎臓防衛隊」のメンバーたちで、薬を飲むというのは、防衛隊に新しいメンバーを加えることを意味します。

ただし、注意したいのは、世間で考えられているほど**薬の力は強くない**ということです。薬の効果に関する多数の調査を総合的に分析した研究によると、合わせて1400人以上の高血圧患者さんが薬を平均4ヵ月使ったところでは、血圧は平均で上が10〜13ミリ、下が7〜8ミリ下がりました。

131ページの図19をもう一度見てください。生活習慣を一つ変えるだけでも上の血圧が3〜6ミリ下がります。同時にいくつも改善すればさらに下がるでしょう。

もう一つ重要なのは、これらの薬が血圧を下げて臓器を守るのは確かでも、血圧が上がる根っこのところを変える力はあまりないことです。血圧が「上がろうとする」のをやめさせるには、メンバー全員が協力して体を中から変える必要があります。**薬を飲んでいるからと安心して、肥満したままでは本末転倒**です。

では、「血圧が高めの方に適する」とうたう特定保健用食品、いわゆるトクホや、健康食品はどうでしょうか。「この製品をいつも買っているんですが、いいですか?」と聞かれることがありますが、いいも何も、その製品がお好きならかまいませんよとしか答えようがありません。生活習慣の改善や血圧を下げる薬と異なり、これらの製品は臓器を守ることが証明されていないからです。

さて問題は、新メンバーである**薬をどの段階で防衛隊に投入するか**です。血圧が現に上がっている人は、血管の壁がすでに相当傷んでいる恐れがあるため、あまり時間の猶予がありません。

というのは、生活習慣の改善によって3年後に血圧が下がったとしても、その間も血管の傷は増えていき、脳と心臓、腎臓の機能がそこなわれるからです。あとになって血圧が下がったところで、血管の傷が完全に回復するかはわかりません。薬という新メンバーの支援を得て、状態をもう少し早く安定させられるなら、そのほうが適切という考えかたもできるわけです。

とくに、**すでに脳血管障害、心臓病、腎臓病になっている人、65歳以上の人、これまで喫煙してきた人、内臓脂肪が多い人、糖尿病、脂質異常症がある人、腎臓の働きが落ちて蛋白尿が出ている人**などは、新メンバーの投入を急ぐ必要があるとされています。

薬は減らせる、やめられる

血圧の薬に関して、もっともよくある誤解が「薬を飲み始めると一生やめられない」というものです。薬をやめられない人は確かにいますが、禁煙する、食生活を正す、体重を減らすなどによって血圧が安定し、薬を飲まなくてもよくなる人も少なくありません。

調査によってデータにばらつきはあるものの、厳しく見積もっても20パーセント、平均すると40パーセントくらいの人が薬を中止したり、2〜3種類飲んでいたのを1種類に減らしたり、調子の悪いときや血圧が上がりやすい冬場にだけ飲んだりすればよくなります。

そのためには何をすればよいのでしょうか？　薬を使う目的は血管と内臓を守ることです。ということは、そういう危険が去ったと主治医に判断してもらえばいいわけです。

生活を変え、血圧の数値を安定させましょう。血圧が安定したと考えられる基準は、**75歳未満の人は、病院で測ったときに上が130ミリ未満、下が80ミリ未満**、家庭で測る場合は上が125ミリ未満、下が75ミリ未満です。

75歳以上の人なら、病院での数値が上が140ミリ未満、下が90ミリ未満です。脳や心臓、腎臓の病気、糖尿病などがあると基準が異なることがあります。

血圧の数値に加えて、血圧以外の検査データ、生活習慣と生活環境、心の状態も重要な判断材料になります。喫煙している限り、「この人の血管は傷だらけだ」と主治医は考えます。ダイエットしても、すぐリバウンドするようでは説得力がありません。

軽い気持ちで達成できる目標ではないでしょう。主治医の指示どおりに薬を飲むのはもちろん、減塩、減量、睡眠時間の確保など、**生活習慣にあいた穴をまんべんなくふさぐ努力**が求められます。先に述べたように、血圧の薬を減らすにはカリウムの摂取量を増やすことも大切です。

「そんなの無理だ」と思いますか？　しかし、血管の壁を再生させ、脳や心臓の病気を遠ざけることのできた人が少なくとも20パーセント、5人に1人の割合でいるのです。無謀な挑戦ではないはずです。

家庭で測定するときは、できるだけ同じ条件になるよう気をつけましょう。「魔の時間帯」は午前なのですから、**朝に測定するのが基本**です。起きてトイレに行ったあと、薬を飲まず、朝食の前に測ります。夜に測る場合は飲酒と入浴の直後を避けて、床につく前に落ち着いた状態で測ってください。

さて、雑誌などで薬の副作用に関する記事を見かけることがあります。正確な情報もあれば、明らかに間違った情報もあり、まさに玉石混淆《ぎょくせきこんこう》です。

副作用が絶対に起きないとはいえませんが、一つ確かなのは、定期的に受診して、血液検査、尿検査などを受けていれば、万が一何か起きても問題の芽が小さいうちに摘み取れるということです。

逆に、**主治医とのコミュニケーション不足は無用な副作用を招く**恐れがあります。たとえば、薬を飲むのをよく忘れるとか、こっそり喫煙を続けている場合は、主治医にありのままを報告してください。黙っていると、主治医はなぜ薬が効かないのかがわからず、強い薬を出すことがあります。

朝一回の薬を飲み忘れた場合は気がついたときに飲みましょう。午後でもかまいません。翌日は指示どおりに内服します。ただし、**朝と晩の2回飲む薬を朝に飲み忘れたときは、飲んでよいのは正午まで**です。午後に飲んではいけません。当然ながら、朝と晩の薬をまとめて飲むのは厳禁です。

血圧の薬を使っている人は、家で測った数値を記入できる血圧手帳を持っていると思います。薬を飲み忘れたときや、何か気づいたときは血圧手帳にメモしておきましょう。最近はアプリも出ています。

「ぎゅう詰め血管」の解消法

血圧を下げる薬とひと口に言っても、いくつかタイプがあり、「血管を広げる薬」と「血液の量を減らす薬」に大きく分けられます。

図22　車両を広げるか、乗客を減らすか

血圧を下げる薬が働くしくみは満員電車の混雑緩和策と似ています。血管を広げる薬（左）は、車両を広くしたり、車両数を増やしたりして乗れるスペースを増やそうという発想ですし、血液の量を減らす薬（右）は時差通勤を呼びかけて乗客の数を減らすのと同じです。

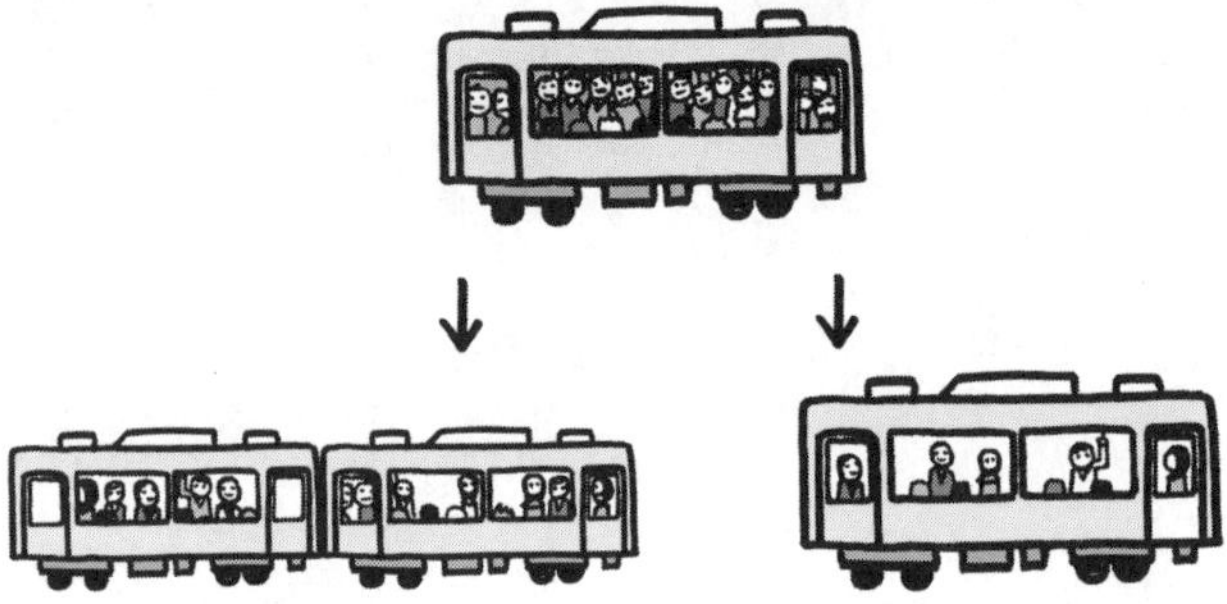

1 血管を広げる薬
（車両の数を増やす）

2 血液の量を減らす薬
（乗客を減らす）

血圧が高いというのは、血液が押し合いへし合い流れて血管の壁を傷つけている状態です。まるで満員電車です。これを解消するには、図22に示すように、血管を広げる薬を使って電車の車両を大きくするか、乗客が電車に殺到しないように、血液の量を減らす薬で乗車制限をすればよいですね。

こうすることで、**血管の壁にかかる血液の圧力、すなわち血圧を下げて、血管の壁を守る**ことができます。

よく使われる薬は次の三種類です。最初に説明するカルシウム拮抗《きっこう》薬と次に出てくるARBは6～7割の患者さんが飲んでいて、ARBとカルシウム拮抗薬、

あるいはARBと利尿薬が一錠に入った便利な薬も登場しています。
血圧が上がる原因は一人一人違うため、どの薬をどのように飲むかは主治医とよく相談するのが大切です。不明な点は遠慮なく質問してください。

1　血管を広げることで効く薬

・カルシウム拮抗薬

血管の壁の筋肉が収縮するにはカルシウムの力が必要です。カルシウム拮抗薬は**カルシウムの働きを抑えて血管が収縮できないようにする薬**で、脳や心臓での血液の流れがよくなり、動脈硬化の進行を防ぐ効果もあります。次に説明する「血液の量を減らすことで効く薬」としての働きも少しそなえた、いわば万能選手です。

カルシウムによって血管の壁が収縮し、血圧が上がると聞くと、カルシウムを摂取してよいものかと心配する人がいそうです。結論からいうと、食品から摂取するぶんには控える必要はありません。詳しくは抗老化編の218ページを見てください。

それより気をつけたいのがグレープフルーツです。**グレープフルーツと、その仲間であるハッサク、ブンタンなどにはカルシウム拮抗薬の効果を強める性質**があります。これらの果物の影響は数日間続くことから、**果実だけでなく、果実を使った食品の摂取を普段から避ける**ようにしましょう。レモンやオレンジ、ミカンは問題ありません。

グレープフルーツの影響には個人差があるため、他の人が大丈夫だったとしても自分も安全とは限らないのでご用心ください。

血圧を下げる薬のなかで、グレープフルーツと相性が悪いのは基本的にカルシウム拮抗薬だけですが、新しい薬のなかに例外が隠れている可能性があります。自分が使っている薬がどのタイプか、薬局でもらう説明書を読んで確認しておきましょう。

・ＡＣＥ阻害薬とＡＲＢ

87ページで見たように、腎臓は手まり動脈の入口あたりで、血管の壁を収縮させて血圧を上げる物質を作っています。この物質ができないようにすることで血圧を下げているのがＡＣＥ阻害薬とＡＲＢです。どちらもアルファベットの名前ですが、問題の物質ができる過程に関係する用語の頭文字です。

認知症になっていない60歳以上の人を対象とする調査からは、ＡＣＥ阻害薬またはＡＲＢを使うと、その後2年間の認知症の発症率が半分になるというデータが得られています。

脳、心臓、腎臓を守る働きがあるため、とくに、脳血管障害や心筋梗塞を起こした人、腎臓が弱っている人、腎臓に障害が起きやすい糖尿病の人の血圧を下げる際に活躍します。まだ動物実験の段階ながら、血管の壁を修復する力があることもわかっていて、**病気の根元に働きかける頼もしい薬**だといえます。

2 血液の量を減らすことで効く薬

・利尿薬

腎臓はナトリウムを捨てるのが苦手なので、塩分を摂り過ぎると血液の量が増えて血圧が上がります。利尿薬には、**余分なナトリウムと水が腎臓から出て行くのを促す働き**があり、これによって血液の量が減り、血圧が下がります。

高齢者は食塩感受性が上がりやすいという話をおぼえていますか？　年齢を重ねると、健康な人でも腎臓からナトリウムを捨てる機能が低下します。そういう患者さんにぴったりなのが利尿薬です。ナトリウムと一緒に水も通常より多く出て行くため、水分の摂取を心がけてください。

カルシウム拮抗薬とＡＲＢを飲んでも効果が今ひとつという場合に、年齢に関係なく利尿薬を追加することがあります。血圧を下げる**他の薬とくらべて値段が安く、少量で効果が得られる**のも強みです。

〈薬も使って下げるコツ〉

・血管と臓器を守るのは、生活習慣の改善と血圧を下げる薬だけ。トクホや健康食品に過剰な期待を持たないようにしたい。
・定期的に受診し必要な検査を受けることで副作用の発生を最小限にできる。
・カルシウム拮抗薬を使っている人はグレープフルーツ、ハッサク、ブンタンなどの果実と果実製品の摂取を日ごろから避ける。レモン、オレンジ、ミカンはＯＫ。
・薬の説明書をきちんと読み、気づいたことは血圧手帳にメモしておく。

ここまで、高血圧を招くさまざまな原因を見てきました。有害な生活習慣は血管の壁を二重三重に傷つけますが、生活を変えれば血管の壁にしなやかさと強さを取り戻すことができます。続く抗老化編では、高血圧の陰に隠れて進む「余分な老化」にブレーキをかける方法を調べましょう。

抗老化編

血管から若さを保つ

自然な老化と余分な老化

老化は誰にでも起こりますが、自然な老化は健やかな変化です。生きてきたあかしとか、年輪、深みと表現されるものがこれに相当します。年齢を重ねるにつれて血管の壁が少しずつ硬くなり、血圧が上昇するといっても、その上昇は若いころとくらべて上の血圧も下の血圧もせいぜい10ミリ程度にとどまります。これは自然な変化であって病気ではありません。

けれども現実には、自分でわざわざアクセルを踏んで、**自然な老化とは速度も質も異なる「余分な老化」**を重ねてしまう例が多いのです。高血圧と診断されている人の大部分が、通常の老化の範囲を超えて血圧が上がっています。こうなるとれっきとした病気で、高血圧症と診断されます。そして、余分な老化の陰にも血管の壁の劣化が隠れています。

老化が始まる時期は臓器によってさまざまです。自然な老化についていうと、**加齢による機能の低下が進みやすいのが筋肉と肺、そして腎臓**で、80歳の人ではこれらの臓器が30歳のころの約40パーセントしか働いていません。これに続いて心臓がおとろえます。目、耳にいたっては10歳ごろにピークを迎え、ゆるやかに下降するといわれています。

老化と聞くと脳の機能低下を思い浮かべる人が多いのですが、じつは、神経が情報を伝える力はおとろえにくく、80歳になっても、30歳のころの85パーセントくらい働いているようです。健康であれば、**90歳になっても新しい神経細胞がたえず作られている**ことも明らかになっています。

高齢者が交通事故に巻き込まれやすいのは、脳は危険に気づいても筋肉と肺、心臓がとっさに十分働かないことが原因と思われます。

目指すは同年代の上位10パーセント

老化に関して重要なのは、老化のあらわれと進行は個人差が非常に大きいということです。肌のくすみを気にする30代もいれば、色つやのよい70代もいますね。

なぜこんなことが起きるかというと、**老化は生活習慣と遺伝の影響を受ける**からです。遺伝だけで片付けることができないのは、遺伝子がまったく同じ一卵性双生児であっても、同じように老化して、同じ日に亡くなるわけではないことから明らかです。

血管の壁を傷めつけるような生活を送っていれば、自然な老化の範囲を超えて血圧が上がり、体のあちこちが通常より早く老化します。まさしく「人は血管とともに老いる」のです。逆に、**いつまでも若々しい人は、やはり、そうなるだけの生活習慣を続けてきたと**考えられます。

現在のところ、自然な老化と余分な老化を見分けるための簡単な検査はなく、わかりやすい基準値も存在しません。

そのため、近年注目を集めている抗加齢医学、別名アンチエイジング医学では、血管、脳、筋肉、骨、皮膚などの機能と状態を検査して、その結果が「同じ年代の偏差値70以上となることを目標とする」などの仮の基準をもうけています。ここでの偏差値70以上は上位10パーセントに相当します。

「上位10パーセントだって？　厳し過ぎるよ」という声が聞こえてきそうですが、「自然な老化」を健やかに重ねた人は、実際にそのくらいの成績をおさめることが多いようです。私たちが日ごろ老化だと思っているのは、望ましくない生活習慣を通じて引き寄せた「余分な老化」が大部分なのかもしれません。

自然な老化は誰にでも起こり、進行を止めたり後戻りさせたりすることはできませんが、**「余分な老化」にブレーキをかけて、時計の針を巻き戻すことは可能**です。

血管の壁を生まれ変わらせ、血圧も、老化の進み具合も上位10パーセントを目指すには、何から手をつければよいのでしょうか。ここでは一般的な老化現象のなかから、その発生と進行に血管の機能低下がかかわっているものを取り上げて、血管の健康が組織にもたらす影響について考えます。

肌を若く保つ——シワ、たるみ、シミ

コラーゲンを育てるカギは毛細血管

日本人の体の表面積は成人男性が平均約1・6平方メートル、成人女性は約1・4平方メートルで、体の表面を長方形に広げると、たたみ一畳より少し狭いくらいです。

皮膚は外部の刺激から体を守るバリアの役割を果たしています。なかでも、**皮膚に弾力を与え、傷つきにくくしているのがコラーゲンに代表される蛋白質**です。コラーゲンは体を作る蛋白質の約4分の1を占めていて、さまざまな組織に強さとしなやかさを与えています。

血管の壁も例外ではありません。壁の内側をおおう「レンガ」を顕微鏡で見ると、コラーゲンが網目のようにからみあっているのがわかります。太い血管になると壁そのものにコラーゲンが豊富に含まれており、激しく流れる血液を柔軟に受け止める強さのみなもとになっています。

皮膚でコラーゲンを作る細胞は毛細血管のまわりに集まって、毛細血管が運ぶ新鮮な酸素と栄養の力を得てコラーゲンを生み出しています。いうなれば、毛細血管という「親鳥」が新鮮な血液をたっぷり与えてこそ、コラーゲンという「ヒナ鳥」がすくすく育ち、肌に張りと弾力をもたらすことができるのです。

その**大敵が太陽の光に含まれる紫外線と、タバコの煙**です。紫外線には組織を傷つける性質があり、毛細血管をゴースト化させるとともに活性酸素を作り出し、周辺の細胞を攻撃します。命綱である毛細血管を失い、みずからも攻撃にさらされれば、コラーゲンを作る細胞は生きていけず、肌の張りが失われます。

皮膚の「自然な老化」と「余分な老化」をくらべると、細かいシワがあらわれて水分が少なくなるのは共通ですが、**自然に老化した皮膚は、薄くなってはいても肌理《きめ》が整っている**のが特徴です。高齢者のなかには、背中やお腹など、日光に当たらない部分の皮膚が驚くほどきれいな人が少なくありません。

これに対して、紫外線により老化した皮膚は肌理が粗いだけでなく、シミや部分的な赤み、黄ばみが目立ち、進行すると皮膚がんが発生することもあります。

基礎編で書いたように、血管の壁がエンドセリンを作り、シミのもとになるメラニン色素を増やすのは体の防衛反応の一種です。メラニンには有害な紫外線を吸収して、コラーゲンや毛細血管を含む肌の組織を守る働きがあるからです。しかし、これによってシミができ、そばかすの色が濃くなります。

環境省が作成した「紫外線環境保健マニュアル２００８」によると、日陰でも日なたの半分くらい紫外線が入り込んでいるそうです。

紫外線の量は気温とは関係がないため、涼しくても風が吹いても、おかまいなしに降りそそぎます。紫外線のなかでとくに有害なＵＶ－Ｂ波は、**薄曇りの日でも80パーセント以上が雲を突き抜けて地上に届く**というデータもあり、屋外にいる限り油断ならないことがわかります。

肌のコラーゲンを増やそうとして、コラーゲンを含む食品やサプリメントを摂取する人がよくいますが、残念ながら効果はありません。人は**口から摂取したコラーゲンをコラーゲンのままで吸収することができない**からです。

コラーゲンは鎖のように細長い構造をしているため、吸収するには消化酵素によってばらばらに分解する必要があります。しかし、蛋白質は構造が重要なので、分解された時点でコラーゲンとしての性質は消えてしまいます。また、コラーゲンの長い鎖は皮膚に浸透しないことから、コラーゲンが入った化粧品にも期待できません。

体の外から補えないからこそ、コラーゲンを体内できちんと作れるようにすることが大切なのです。

タバコ2本で一日分のビタミンCが吹き飛ぶ

紫外線が肌を外から傷つけるのに対し、肌を内側から破壊するのがタバコです。喫煙による肌の老化といえばスモーカーズフェイスが有名です。いわゆる「タバコ顔」で、20年、30年と喫煙を続けるうちにあらわれる独特の顔つきのことです。**血色が悪く、シミや小ジワが多く、張りのない肌**が特徴で、実年齢より平均10歳以上老けて見えるという調査結果もあります。

喫煙で肌が老化するしくみは「タバコ高血圧」と大部分が重なっています。一酸化炭素によって肌が酸素不足になりますし、ニコチンで毛細血管の流れが悪くなり、活性酸素が組織を傷つけます。喫煙している限り、「タバコ顔」の進行を食い止めるのは不可能です。

それでも、ほんのわずかな助けになるのがビタミンCの摂取です。**ビタミンCは抗酸化物質の代表**で、活性酸素の害を減らす性質があります。皮膚でコラーゲンを作るのにも欠かせない栄養素ですから、喫煙しない人も摂取を心がけたいところです。

ビタミンCと聞くとレモンが思い浮かびますが、食品100グラムあたりでいえば、レモンより**赤ピーマン、黄ピーマン、ブロッコリー、菜の花のほうがビタミンCが豊富**です。

ただし、それでも喫煙者には焼け石に水でしょう。喫煙によって発生する活性酸素があまりにも多いので、体は抗酸化物質を総動員して対抗しようとします。その結果、タバコをわずか2本吸うだけで、ビタミンCの一日あたりの推奨量に相当する100ミリグラムが消費されます。

一箱吸えば1000ミリグラム吹き飛ぶとなれば、ビタミンCをどれだけ摂っても追いつきません。それならばとビタミンCのサプリメントを飲んでも、こちらもほとんど無意味です。人間の体は**一日に1000ミリグラムものビタミンCを吸収することはできず、ほとんど尿に溶けて出て行ってしまう**からです。

タバコの害はむしろ受動喫煙のほうが深刻です。喫煙者がフィルターを通して煙を吸うのに対して、周囲の人はタバコの先から立ちのぼる煙と、喫煙者が吐き出した煙の両方を直接吸います。

喫煙者の周囲の人が吸う副流煙には、喫煙者本人が吸い込む主流煙とくらべてニコチンが約2・8倍、一酸化炭素は約4・7倍多く含まれています。発がん性物質の一つ、ジメチルニトロソアミンにいたっては最大１２９倍も多いとされています。

最近は空気清浄機をあちこちで見かけるようになりました。空気清浄機を使うとタバコのにおいがかなり消えるため、なんとなく空気がきれいになったように感じます。けれども、厚生労働省の「分煙効果判定基準策定検討会報告書」によれば、**空気清浄機で除去できるのは粒子状成分だけ**です。これはタバコの煙に含まれる**有害物質のわずか３パーセント**に過ぎず、ニコチン、一酸化炭素、活性酸素、ダイオキシン、各種の発がん性物質に代表される有毒ガスには無力です。

当然ながら市販のマスクで受動喫煙を防ぐことはできません。「細かい粒子もブロックします」とうたうマスクもあるようですが、タールなどの粒子はブロックできても、こちらもガス状の成分は難なく通過してしまいます。

こうなると確実なのは、「三十六計逃げるに如《し》かず」です。喫煙者も利用する飲食店、休憩所、遊戯施設などは、たとえ「分煙」されていても、用がすみ次第、あとにしましょう。とくに皆さんは血圧を下げようとしているのですから、一般の人以上に注意が必要です。

紫外線、喫煙に加えて、もう一つ、肌の老化を進行させるのが糖化反応です。コラーゲンの寿命は10年以上あるとされ、だからこそ過剰な糖と結びつきやすいと考えられています。糖化対策は、このあと223ページで取り上げます。

〈肌を若く保つコツ〉

・コラーゲンをしっかり作るには毛細血管の健康が欠かせない。
・食べたり肌に塗ったりしてコラーゲンを補うことはできない。
・涼しい日、曇りの日、日陰でも紫外線対策は十分行う。
・喫煙者はビタミンCが体内で大量に消費される。摂取には限界があるため、まずは禁煙を。
・受動喫煙をできるだけ避ける。空気清浄機やマスクは受動喫煙防止に役立たない。

髪を若く保つ——抜け毛、薄毛、白髪

毛細血管が増えれば髪にコシが出る

男性型脱毛症の人は日本人男性の約30パーセントにのぼると推計されていて、ある調査によれば、**成人男性の半数以上が、薄毛の治療ないし予防のためにシャンプーなどの育毛製品を使っている**そうです。髪の悩みは女性も同じで、閉経前後にあたる40〜50代の3人に2人が薄毛に悩んでいるといわれています。

日本人の髪は平均約10万本あるとされ、一日に約0・3ミリメートル、一ヵ月で約1センチメートルの速度で、太さを増しながら伸びていきます。男性型脱毛症の人は、髪が十分に伸びる前に短く細いまま抜けてしまうため、髪が薄くなったように見えます。

脱毛の根本的な原因は解明されていませんが、男性型脱毛症の発生には遺伝と男性ホルモンが関係し、血管の壁も大きな影響を与えています。

髪のつけ根が頭皮に埋まった部分を、木の根っこになぞらえて毛根と呼んでいます。毛根のもっとも深い部分に毛乳頭《もうにゅうとう》と呼ばれる構造があり、ここで髪の赤ちゃんにあたる細胞

が成長し、髪になります。

毛乳頭は、血管の壁を内張りするレンガを強くする物質を作っていて、この物質がしっかり働くと「ハーメルン現象」が活発に行われて毛細血管が増え、髪に張り、コシが生まれます。このことから、薄毛対策には頭皮の血液がしっかり流れることが大切だと考えられるようになりました。

しかし、だからといって、**頭を一生懸命たたいたり、強くマッサージしたりするのは問題**です。ちょっと思い出してください。毛細血管の直径は5〜10マイクロメートルしかないのです。強い力を加えたら**簡単に傷つき、つぶれてしまう**でしょう。

あくまでもレンガを健康に保ち、毛細血管が自然に増える環境を作るのが大切なのです。

一つ気をつけたいのが喫煙です。40〜91歳の男性740人を対象に台湾で実施された調査から、一日に20本以上タバコを吸うグループは、そうでないグループとくらべて、中等度から重度の男性型脱毛症の人の割合が2・3倍高いという結果が得られています。**喫煙で毛細血管の流れが悪くなる**ことを考えると、当然の結果といえますね。

発毛薬として人気のミノキシジルには、毛乳頭に働きかけて毛細血管を増やす作用があります。元をたどると血圧を下げる薬だったのが、ミノキシジルを飲んだ人に体毛が濃くなる現象が報告されたことから、発毛薬として販売されるようになりました。

ただし、男性型脱毛症の人がミノキシジルを半年使った場合に、薄毛だった部分全体で増えた髪の本数は平均21本だったというデータもあり、現状では、**男性ホルモンの影響を直接抑えるタイプの薬を使うほうが効果的**です。

血液は全身をめぐっているため、頭皮だけ流れをよくすることはできません。遠回りのように見えても、生活リズムを整えて全身の血流を促すことを考えるべきでしょう。

心臓病が進んだ人ほど「髪年齢」が高い

50代になると、90パーセント以上の人に白髪があらわれます。髪の黒い色のもとはシミと同じくメラニン色素です。メラニンを作る細胞の数が減ったり、メラニンを作る力が弱くなったりすると白髪が増えます。

小説や映画で、悲しみや恐怖のあまり、一晩で髪が真っ白になる場面が出てくることがありますが、実際にはあんなことは起こりません。精神的なストレスで白髪が増えることはあっても、一度できたメラニンが分解されて髪の色が抜けることはないからです。

２０１９年に公表された論文によると、強いストレスで白髪が一気に増える現象には交感神経がかかわっているようです。交感神経はストレスと戦うための神経で、枝分かれして一本一本の髪の根元につながっています。強いストレスを受けると**交感神経が過剰に働いて、色素を作る細胞を焼き尽くしてしまう**というのです。

それ以前から生えていた髪は黒いままですが、新しく生えてくる部分は色素がないため白くなり、白い部分が少しずつ伸びて全体が白髪になります。色素を作る細胞が再生することはなく、その後は抜いても抜いても同じ場所から白髪が一本生えてきます。

海藻を食べると髪が黒くなるという言い伝えがありますね。その根拠として、海藻に含まれるミネラルが髪によいからと言う人がいますが、**海藻や、ミネラルのサプリメントで本当に髪が黒くなったという医学的な報告はない**ようです。おそらくは、昔の人が、海のなかで黒々とゆれる海藻を見て黒髪を連想したことによる俗説と思われます。

白髪の原因はストレスとは限らず、若いうちから白髪が多い人は遺伝の影響が大きいと考えられています。活性酸素や慢性炎症、さらに糖化も悪い影響を与えます。

動脈硬化の疑いで大学病院を受診した545人の男性を対象に、白髪の進行を調べた研究があります。これによると、髪全体に占める**白髪の割合が高い人ほど、年齢とは無関係に、心臓を流れる血管で動脈硬化が進んでいる**ことがわかりました。白髪と全身の動脈硬化が歩調を合わせて進行しているようなのです。

また、40歳以下の比較的若い男性を対象に、狭心症、心筋梗塞などの心臓病と、白髪の進行を比較した研究も実施されています。狭心症も心筋梗塞もおもな原因は動脈硬化です。

すると、心臓病のグループは、同じ年代の健康なグループとくらべて白髪や薄毛の人が多く、**心臓の状態が悪い人ほど白髪も薄毛も進行して、いわば「髪年齢」が高い**ことがわかりました。研究者らは、白髪の人、薄毛の人が心臓病になる確率は、健康な人とくらべて、それぞれ5・3倍、5・6倍高いと推定しています。

動脈硬化と白髪や薄毛の原因が共通であると仮定すれば、動脈硬化の改善に有効な減量、有酸素運動、禁煙が、白髪の進行を抑えるのにも役立つ可能性があります。

年齢の割に白髪が気になる人は、念のため、基礎編の最後で紹介した動脈硬化の検査を受けておきましょう。

〈髪を若く保つコツ〉

・毛細血管を増やすにはレンガの健康が第一。頭皮をたたいたり、強くマッサージしたりするのは逆効果。
・禁煙し、生活リズムを整えて、全身の血液の流れを改善させるのが大切。
・海藻や、ミネラルのサプリメントで髪が黒くなったという報告はない。
・減量、有酸素運動、禁煙は、動脈硬化に加えて白髪の進行を抑える可能性がある。

EDを遠ざける

EDは血管劣化のサイン

女性ホルモンには血管の壁に一酸化窒素を作らせる働きがあります。その効果は強力で、生理と生理のあいだなどの女性ホルモンの分泌が増える時期には、壁の機能を調べるFMD検査の数値が高くなるほどです。

これと同じく**男性ホルモンも、血管の壁の活動を促して血液の流れをよくする**と考えられています。そのため健康な男性では、性的な刺激によって男性ホルモンの働きが高まると男性器に血液が流れ込んで勃起が起こります。

それが40代に入って男性ホルモンの量が減少するにつれ、男性器に血液が十分流れなくなり、勃起不全、いわゆるEDを発症しやすくなります。日本で行われた調査によれば、40代男性の約20パーセント、**50代男性では約40パーセントが「しばしば」ないし「いつも」EDだと感じている**そうです。

とくに高血圧の人はEDになりやすく、世界の12万人以上を対象に行われた40の調査を総合的に分析した研究によると、高血圧と診断されている人は、そうでない人とくらべてEDの危険が1・7倍高く、他の研究では、**血圧が高いとEDが悪化する**傾向があることも示されています。

高血圧だとEDを発症しやすいのは、血管の壁の劣化が、程度の差こそあれ全身の血管で進行するからです。男性器を流れる血管は細いために症状があらわれやすく、EDを手がかりにして心臓病や脳血管障害を早期に発見できる可能性があるとさえいわれています。

肥満と運動不足もEDの大きな原因です。アメリカで14年以上にわたって実施された調査からは、身長と体重から計算する体格指数（BMI）の数値が上がり、肥満が進行するにつれてEDの危険が高くなり、BMIが普通体重の中央にあたる23以下の人とくらべると、EDの危険が最大で1・7倍になることがわかりました。

食生活をどう改善するかについても多くの調査が行われていますが、**食事内容の違いによる差はなく、減量さえすれば効果がある**ようです。

動脈硬化が原因となれば、間違いなく効くのが運動です。**一週間に合計150分以上ランニングすればEDの発症率が30パーセント低くなる**など、いずれの調査でも症状が改善することが示されています。

もちろん禁煙も有効です。改めて説明するまでもありませんが、タバコの煙に含まれる有害物質は血管の壁を深く傷つけて、交感神経を刺激します。これにより男性器を流れる細い血管の壁が収縮してＥＤを発症します。

禁煙の効果はめざましく、中国で行われた研究では、**禁煙後６ヵ月で半数以上の人のＥＤが軽快**しました。できるだけ若いうちに、ＥＤが重症化する前に禁煙するに越したことはないものの、何歳になってからでも効果があると推測されています。

ＥＤの根本的な原因である男性ホルモンの減少には、年齢よりストレスが大きな影響をおよぼすという調査結果があります。この続きは２２１ページを見てください。ストレス対策については１６３ページの「ストレス高血圧」に戻っておさらいしておきましょう。

生活習慣を改善すれば治療薬いらず

一酸化窒素の減少がＥＤの引き金になることから、現在日本で認可されている3種類のＥＤ治療薬は、すべて一酸化窒素を働きやすくすることで効果を発揮しています。

発毛薬であるミノキシジルと同じく、ＥＤ治療薬も初期には狭心症と高血圧の薬として開発されていました。それがＥＤに効くという「副作用」があるとわかったため、方針を変えてＥＤ治療薬として発売されたという経緯があります。一見血管とは関係のない、**さまざまな症状の陰に「血管が十分に広がらない」ことが隠れている**わけです。

ＥＤ治療薬は一酸化窒素の働きを強めるだけでなく、血圧を上げるエンドセリンを減らします。傷ついた血管の壁の再生を促して、動脈硬化を改善するという報告もあり、研究が進められています。

なかなか期待できそうな薬ですが、減量、運動、禁煙をしっかり行えば、ＥＤ治療薬を使わなくても、ほぼ同じくらいの改善が見込めると指摘されています。逆に言うと、いくら薬を飲んでいても、ＥＤを悪化させるような生活を送っていたら、効果が差し引きゼロになる恐れがあるわけです。

さて、薬といえば、血圧を下げる薬でＥＤになるという噂《うわさ》を耳にします。しかし、詳しい調査を行ったところ、血圧を下げる薬が原因でＥＤになるというより、やはり、高血圧そのもののせいでＥＤになる可能性が高いようです。

また、男性ホルモンを抑えるタイプの男性型脱毛症の薬を使うとＥＤになるのではないかと考える人もいるようですが、その心配もほとんどないと考えられています。

気をつけたいのは、狭心症と診断されて血管を広げる薬を飲んでいる人です。こういう人がＥＤ治療薬を飲むと効果が重なってしまい、心臓に負担がかかる恐れがあります。けれども、狭心症の薬を飲んでいない**健康な人であれば、ＥＤ治療薬で心臓の不調を招くことはまずない**でしょう。

〈ＥＤを遠ざけるコツ〉

・高血圧はＥＤの大きな原因の一つ。対策編を読み返し、血圧の安定につとめたい。
・減量すればＥＤを改善できる。食事内容による差はない。
・週に１５０分のランニングでＥＤの危険が3分の2になる。
・タバコをやめる。若いうちに禁煙するのが理想だが、何歳になっても有効。
・減量、運動、禁煙をしっかり行えば、ＥＤ治療薬に迫る改善が見込める。

骨を若く保つ——骨粗鬆症

骨を作り、育てるコラーゲン

高齢化にともなって骨粗鬆症《こつそしょうしょう》が増えています。骨の状態を調べたことのない人が少なくないため、正確な患者数は把握できていませんが、日本人10人に1人にあたる約１１００万人が骨粗鬆症で、予備軍を含めると約２０００万人にのぼると推定されています。**女性に多いとはいえ、5人に1人は男性**なので男性も他人ごとではありません。

骨にはカチカチに硬いイメージがあるものの、骨は硬ければよいわけではないのです。外からの衝撃に耐えるには竹のようにしなるコシの強さが必要です。これを生み出すのがコラーゲンで、健康な人は骨の体積のほぼ半分が線維状のコラーゲンです。そのため、毛細血管の流れが悪くなってコラーゲンが減ってしまうと骨が折れやすくなります。

過剰なブドウ糖は肌のコラーゲンだけでなく骨のコラーゲンとも結びつくため、30〜40代を過ぎると、正常なコラーゲンが**老化型の異常コラーゲン**に徐々に置き換わっていきます。骨粗鬆症になった人の太ももの骨を調べてみたら、**老化型のコラーゲンがぎっしり詰**

まっていたという報告もあります。

喫煙は骨のコラーゲンも破壊しますし、高血圧をはじめとする生活習慣病があると異常なコラーゲンの増加が速いとされています。糖化反応を抑える方法については２２３ページをご覧ください。

骨はずっと変化しないように見えますが、実際には少しずつ壊れては作られて、つねに新しい骨に生まれ変わっています。あんなに硬いものを作り直すなんて、材料はいったいどこにあるのでしょう。はい、ご想像のとおり、骨の材料は毛細血管が運んできてくれます。

血管はどこか一ヵ所から骨に入るわけではなく、何百本もの細い**毛細血管が硬い骨を貫いて、骨の中心にある空洞のようになった部分に入り込む**ようです。コラーゲンを作る細胞はここでも毛細血管のまわりに集まって、酸素と栄養を受け取り、骨を成長させます。

そのため、骨に入る毛細血管がゴースト化して減ってしまうと、コラーゲンを作ることも骨を新しくすることもできなくなって、骨は弱く、細くなるばかりです。

十分なカルシウムは血管も守る

「骨を強くするにはカルシウムが大切」と言われるのは、骨の半分はコラーゲン、残りの半分はカルシウムなどのミネラルでできているからです。じつは、血液のカルシウム濃度は意外なものにも影響をおよぼします。動脈硬化と高血圧です。

骨の病気である骨粗鬆症が血管の病気である高血圧、動脈硬化と関係する背景には、カルシウムが骨を強くする以外にも、重要な仕事をいくつも果たしていることがあります。たとえば**細胞の中と外で情報を伝達する、出血した場所で血を固まりやすくする、筋肉を収縮させるなどもカルシウムの任務**です。

図23を見てください。心臓の筋肉を動かす働きにわずかでも支障が出れば命の危険に直結するため、脳は体内のカルシウム濃度が下がっていることに気づくと（a）、骨に指令を出してカルシウムを溶かして提供させます（b）。生き延びるためには、骨が弱くなることなど気にしていられません。

カルシウムは血液の流れに乗って目的とする組織に運ばれていきますが、このとき**血管の壁に傷があると、あまったカルシウムがそこからしみ込み**ます（c）。基礎編で、動脈硬化が進行すると壁の一部が骨のように硬くなるという話がありました。これこそ、骨から出てきたカルシウムが血管の壁にしみ込むことで起きる変化です。

その結果、骨粗鬆症（d）の人はそうでない人とくらべて動脈硬化が進みやすく（e）、

図23　カルシウムは骨も血管も守っている

体内のカルシウムが不足すると骨からカルシウムが溶け出して、あまったカルシウムが動脈硬化と高血圧を進行させせます。ただし、「カルシウムの摂取量が多いと高血圧になる」わけではないので気をつけてください。

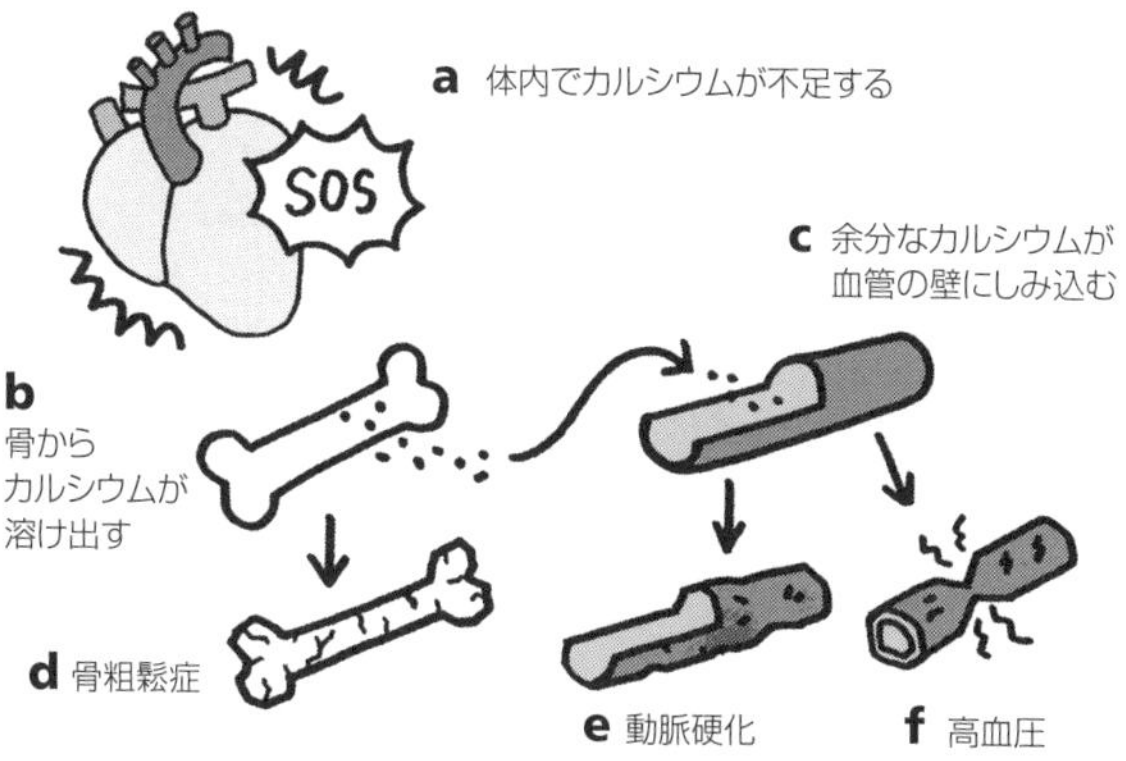
SOS
a 体内でカルシウムが不足する
b 骨からカルシウムが溶け出す
c 余分なカルシウムが血管の壁にしみ込む
d 骨粗鬆症
e 動脈硬化
f 高血圧

脳血管障害や心臓病の発症率がおよそ4倍高いと報告されています。

カルシウム不足を補うために**骨からカルシウムが一気に出てくると血圧が上がる**こともわかっています。カルシウムには筋肉を収縮させる働きがあるため、血液のカルシウム濃度が急激に上がれば血管の壁の筋肉が必要以上に縮み、血液の通り道が狭くなるからです（f）。

「国民健康・栄養調査（平成30年）」によれば、日本人男性一人一日あたりのカルシウムの摂取量は平均514ミリグラムでした。厚生労働省は、成人男性のカルシウム摂取基準を一日650〜800ミリグラムとしているため、これではカルシウム不足です。女性は基準を満たしていました。

カルシウムと聞くと牛乳が頭に浮かびますが、世界保健機関（ＷＨＯ）はカルシウムの摂取源として「牛乳もしくは小魚、緑黄色野菜、大豆と大豆製品」をあげています。実際のところ、**カルシウムは牛乳に飛び抜けて多いわけではない**のです。

「文部科学省食品成分データベース」によると、食品１００グラムあたりのカルシウム量は、牛乳が１１０ミリグラムなのに対して、ししゃも３３０ミリグラム（以下同）、油揚げ３１０、がんもどき２７０、厚揚げ２４０、沖縄豆腐１２０、小松菜１７０、春菊１２０、納豆90です。ししゃもを除くと大豆製品が上位を占めていますね。

牛乳はカルシウム以外にも良質の蛋白質、ビタミン、ミネラルが入った栄養豊富な食品ですが、ことカルシウムに関しては、牛乳にこだわらず、**小魚、緑黄色野菜、大豆などから幅広く摂取するほうがはるかに効率がよい**といえます。とくに大豆はカルシウムが多いだけでなく、摂取したカルシウムが骨から溶け出すのを防ぐ成分を含む「骨太食品」です。

余分なカルシウムで血圧が上がるといっても、「カルシウムを摂り過ぎてはいけない」ということではないので気をつけてください。カルシウムを十分に摂取できていれば、体はあまったカルシウムを骨に貯蔵することで、血液のカルシウム濃度が上がり過ぎないように調整しています。食品から摂取するぶんには、**摂り過ぎの心配は無用**です。

〈骨を若く保つコツ〉

・禁煙すれば骨のコラーゲンを守れる。
・カルシウムは牛乳にこだわるより、がんもどき、厚揚げなどの大豆製品、ししゃも、そして小松菜などの緑黄色野菜から幅広く摂るほうが効率的。
・大豆はカルシウムが多いうえに、カルシウムが骨から溶け出すのを防ぐ骨太食品。

脳を若く保つ——物忘れ、認知症

認知症は50代から始まっている！

厚生労働省の推計によれば、**65歳以上の人の約15パーセントが認知症**で、認知機能に軽度の問題がある**予備軍を合わせると30パーセント**に近づきます。3～4人に1人の割合で発症すると聞けば、「最近物忘れが多くなった気がするな。自分は大丈夫だろうか」と不安になるかもしれません。

誰でも年齢を重ねると、ぱっと思い出せないことが増えてきます。「えっと、ほら、あの人。何ていったっけ」とか「何か買わなきゃいけなかったはずだけど……何だったかな」という困った状況が起こります。

けれども、これは単なる物忘れで、認知症とは根本的に異なります。細かい点は思い出せなくても、「あの人は知り合いだ」「買い物に行かなくちゃ」ということは、ちゃんとおぼえているからです。認知症だと、その人が知人であることも忘れてしまいます。

通常の物忘れは、おぼえておかなければならないことが多いとか、体と心が疲れている

図24　男性ホルモンはストレスで減少する

男性会社員を年代別に分けて、唾液に含まれる男性ホルモンの量を2時間おきに測定しました。40～50代の男性は一日の大半で60代男性の数値を下回っています。現役世代のホルモン量が退職によって回復するか知りたいところです。

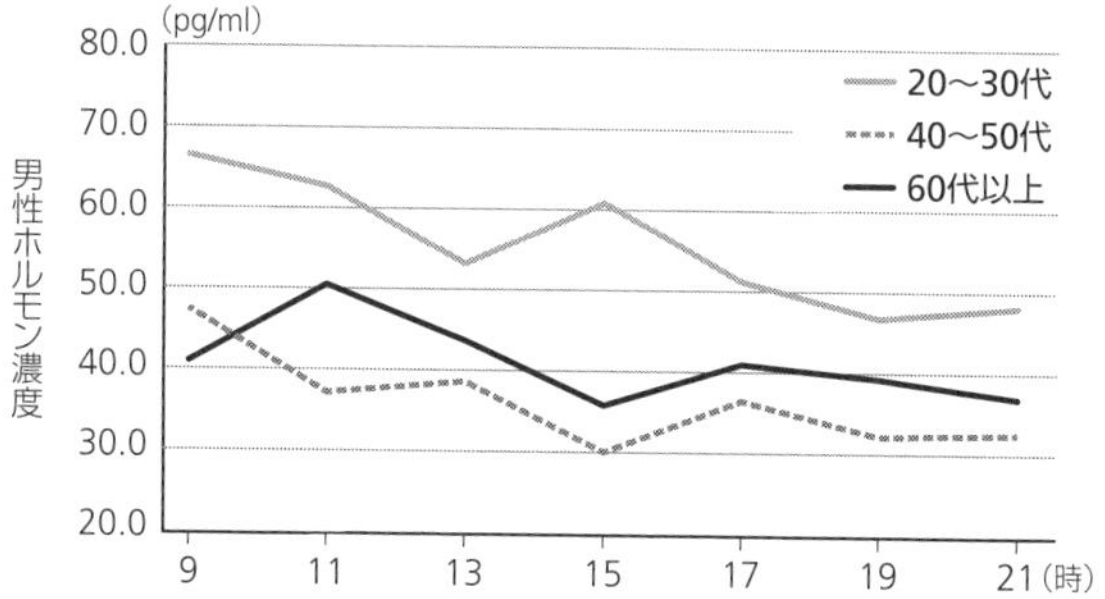

(“Low testosterone level of middle-aged Japanese men – the association between low testosterone levels and quality-of-life”, Yasuda M, *et al.*, *The Journal of Men's Health & Gender*, 4(2): 149-155, 2007より改変)

だけでも起こります。また、**男性ホルモンは記憶と意欲に関係する**と考えられているため、30～40代に入って男性ホルモンが減り始めると、記憶力が低下し、おぼえようという気力がおとろえることがあります。いわゆる中年の物忘れは、こういうことが重なって起きていると思われます。

「男性ホルモンが減る」という文字を見て、胸がチクッとした人がいるかもしれませんが、「歳のせい」ではないのです。

図24は大手企業に勤務する健康な日本人男性を対象とする調査から得られたデータです。40～50代の働きざかりの男性と、退職者を含む60代の男性をくらべる

と、40〜50代の男性は朝9時の時点では60代の人より男性ホルモンが多かったものの、その後減少して、60代男性より低い状態が翌朝まで続きました。

男性ホルモンの量は年齢の影響を受けるとはいえ、それと同じか、それ以上に仕事などによるストレスが大きく影響すると考えられます。

しかし、それはそれとして、じつは40代、50代も認知症と無縁ではないのです。ただし、ここでいうのは65歳未満の人に発生する若年性認知症ではなく、通常のアルツハイマー型認知症のことです。

アルツハイマー型認知症は、脳の中にアミロイドβ《ベータ》という異常な蛋白質が蓄積することで起こります。発症年齢の平均は70代ですが、アミロイドβの蓄積はアルツハイマー型認知症の症状があらわれる約20年前に始まると考えられています。単純に引き算すると、**50代になったら脳でアミロイドβが増え始めていてもおかしくない**わけです。

アミロイドβができるのにも糖化反応がかかわっています。なかでも血圧が高い人は老化物質である終末糖化産物（ＡＧＥ）が脳の血管の壁に結びつきやすく、壁の機能が速く低下するようです。

ここまで見てきたように、**ＡＧＥは動脈硬化、肌のシワ、骨粗鬆症、認知症など、さま**

ざまな老化現象の進行にかかわっています。目の水晶体が白く濁る白内障も同様です。健康な水晶体はカメラでいうとレンズの働きをする構造で、本来はほぼ透明です。ところが水晶体の蛋白質がＡＧＥに変化することで白くなり、視力が低下してしまいます。

ＡＧＥと老化現象のかかわりが知られるようになったことで、ＡＧＥを摂取しないほうがよいのではないかという主張があらわれました。食品の焦げた部分には蛋白質とブドウ糖が結びついてＡＧＥができているから避けるべきだ、食材は揚げたり焼いたりするより、ゆでるほうが安全だろうというのです。

気をつけるに越したことはないでしょうが、すでにできているＡＧＥを食べるのと、自分の体の組織がＡＧＥになるのでは体に与える影響がまったく異なります。食べたＡＧＥは大部分がそのまま排泄されるか、消化酵素によって無害な物質に分解されます。あまり神経質にならなくてもよさそうな気がします。

老化物質を防いでくれる納豆ご飯

一度できたＡＧＥが自然に元の蛋白質に戻ることはないため、**大切なのは体内でＡＧＥを作らせないようにすることです**。食事をすれば誰でも血糖値が上がりますが、このとき

必要以上に上がるのは避けたいものです。

これに関連して、食事の際にご飯より先におかずを食べると、ご飯を先に食べたときとくらべて血糖値の上がりかたが小さくなると聞いたことはありませんか。おかずが胃腸に入っていれば、ご飯の炭水化物が分解されてできるブドウ糖の吸収がさまたげられて、血糖値の上昇が穏やかになるからです。

それはそのとおりなのですが、何をどんな順番で食べたとしても、次々に飲み込めば意味がないでしょう。早食いしたら血糖値はそれだけ速く上がります。その逆によく噛《か》んでゆっくり食べれば、要注意とされるご飯であっても、血糖値はゆるやかにしか上がりません。**早食いせず、落ち着いて食べる**のが大原則です。

そのうえで、食材と血糖値の上がりかたの関係を見てみましょう。食後に血糖値が上がる速度を数字であらわしたのがグリセミック指数、略称ＧＩ値です。ブドウ糖を摂取したときに血糖値が上がる速度を１００として、それぞれの食品がどのくらい速く血糖値を上げるかを示しています。**GI値が低いほど血糖値がゆっくり上がる**と考えてください。

朝はご飯ですか、パンですか。白米の81に対してフランスパンは93、食パンは91あります。パンは小麦を粉にひいて作るため消化がよく、ＧＩ値が高くなると思われます。ただし、小麦を精製せずにひいた全粒粉で作るパンだと50、ライ麦パンは58と成績優秀です。全粒粉パンとライ麦パンのGI値が低いのは、食物繊維が豊富で消化がゆっくり進むからです。

ご飯にも同じことがいえます。白米が81のところ、精米していない玄米は55、雑穀が混じった五穀米も同じく55です。定食屋さんで**白米か五穀米を選べるときは、迷わず「五穀米で！」**と言いましょう。

麺類はどうでしょうか。うどんのGI値が85、ラーメンが73あるのに対して、日本そばは玄米と同じく55です。そばの種類でいうと、そばの実を皮ごとひいた全粒粉そば粉を10割使ったものがもっとも低いと思われます。上品な白いそばになる「さらしな粉」とくらべて、全粒粉そば粉には食物繊維が約2・5倍多く含まれています。

白米を食べるときも工夫次第でGI値を下げることができます。納豆ご飯にすれば68です。**大豆も摂取でき、GI値も下がる**とはいいことずくめです。卵かけご飯は72になります。

酢にはブドウ糖の吸収を穏やかにする働きがあるので、酢飯にすると白米でも67まで下がります。ただし、酢飯は意外に塩分が多いのでしたね。それなら、代わりに白米と、わかめの酢のものを食べることにしましょう。こうすると48です。

野菜はGI値が低そうに見えても20〜80台と意外にばらついています。これに対して粒ぞろいなのが、**ほぼすべて20台のキノコと、10〜20台に散らばる海藻**です。玄米ご飯に納豆をのせて、わかめの酢のものとキノコのおひたしを添え、ゆっくり食べれば最強です。毎日とはいかなくても、心がければ10年後、20年後に大きな違いが生まれます。

カロリー制限にはない運動の威力

もう一つ、体内のAGEを減らすことが確かめられているのが運動です。長期にわたってカロリー制限をしてきたグループと、運動を続けてきたグループを比較した研究があります。参加者はいずれも42〜64歳で、体格、性別、健康状態、これまでに発症した病気などの影響を受けないように考慮しました。

すると、カロリー制限をしてきたグループは、運動してきたグループとくらべて痩せていて血糖値も低かったものの、AGEの発生量が少ないのは運動グループのほうでした。言い換えると、カロリーを制限するだけでは、たとえ血糖値が下がっても糖化を抑えることはできず、**糖化を防ぐには運動が必要**だということです。

　この実験の運動グループは、週に平均77キロメートルのランニングを平均21年間続けてきたという強者《つわもの》ぞろいです。おいそれとまねることはできないにしても、**運動には食生活の修正で代えることのできない力がある**ことがわかります。

　脳のゴミというべきアミロイドβを増やすのはAGEだけではありません。もう一つの原因が活性酸素です。アルツハイマー型認知症では、予備軍の人の脳でも活性酸素の活動が高まっていることから、活性酸素はアルツハイマー型認知症の初期から脳の組織を傷つけていると考えられます。

　まだ動物実験の段階ですが、活性酸素から組織を守るのにも運動が有効です。ネズミを使って、一日に60～90分、週に5日水泳をさせる実験が行われました。ネズミって泳げるの？　と驚いたかもしれませんが、ネズミの泳ぐ力は種類によって差があり、この実験にもちいた大型のネズミは体の冷えに強く、好んで水に入るそうです。

　2ヵ月後に調べたところ、ネズミたちは記憶力テストの成績が向上し、脳では活性酸素が作る異常な蛋白質が減っていることがわかりました。研究者らは、**運動によって、異常な蛋白質を分解する酵素の働きが高まるのではないか**と推測しています。

就寝中は脳の清掃タイム

異常な蛋白質を分解する酵素はもともと体にそなわっています。いわば体内の掃除係です。けれども年齢を重ねると、なんと掃除係までもが異常な蛋白質になって力を失うことが示されています。酵素は蛋白質の一種なので、有害な影響を受けると、同じように異常な蛋白質になってしまうのです。有害反応恐るべしです。

これを防ぐには運動が重要だということですが、それに加えて近年、**ぐっすり眠ると脳のゴミを捨てやすくなる**ことが明らかになってきています。

体の司令塔である脳には心臓から出た血液のおよそ5分の1が流れ込み、脳のすみずみまで酸素と栄養を運び、不要な二酸化炭素と老廃物を回収しています。脳の中を縦横に走る血管は全長約650キロメートルに達します。

基礎編で書いたように、**脳の毛細血管の壁にはレンガが隙間なくならんでいる**ため、物質は血液と脳の組織のあいだを自由に出入りすることができません。ブドウ糖、アミノ酸などの特別に許された物質だけが、壁にあいた特殊なドアのような構造を通って移動しています。

有害な物質の侵入を防いで脳を守るための、よくできたしくみといえるでしょう。けれども、このせいで脳はゴミを捨てるのがもともと得意ではないので、そんなところで血管の動脈硬化やゴースト化が起きれば、みるまにゴミがあふれ、脳の機能がそこなわれてしまいます。

その代わりに発達したのが、リンパ液の流れを利用して脳のゴミを捨てるルートです。以前から、睡眠時間が短い人は、十分眠っている人とくらべて脳に異常な蛋白質がたくさんたまっていることが明らかになっていました。その謎の一部が解明され、**リンパ液によるゴミ捨ては、ぐっすり眠っているあいだに行われる**可能性が出てきました。

正確にいうと脳にはリンパ管がありませんが、血管の周囲に狭い空間があって、ゴミはここを流れるリンパ液に混じって脳から出て行き、脳の外でリンパ管をへて静脈に流れ込みます。睡眠中は脳の細胞が縮むために、細胞と細胞の隙間が広がってリンパ液が流れやすくなるようです。

これが事実とすれば、やはり夜はしっかり眠りたいものです。173ページに戻って、ぐっすり眠るための方法を確認しておきましょう。

〈脳を若く保つコツ〉

・ＡＧＥの摂取を避けるより、ゆっくり食べて血糖値の急上昇を防ぐほうが大切。
・食物繊維の多い食品はＧＩ値が低い。米なら玄米や五穀米、パンなら未精製の全粒粉パンやライ麦パンがよい。
・白米でも納豆ご飯、卵かけご飯などにすればＧＩ値を下げられる。
・酢はブドウ糖の吸収を穏やかにするが、酢飯は塩分が多めなので要注意。
・糖化を抑えるにはカロリー制限より運動が有効。運動は活性酸素に効く可能性も。
・熟睡すると脳にたまった異常な蛋白質を排出しやすくなる。

おわりに

本書をお読みいただき、ありがとうございました。日本はかつて高血圧の発症率が非常に高く、患者数が減った現代でも、家族、親戚、友人、知人を探せば血圧の問題を抱える人が3、4人はすぐ見つかります。

これだけ身近な病気となると、病気の正体から予防法、治療法まですっかり明らかになっていて、今さら新しい発見などないだろうと思っていた人もいるでしょう。

しかし事実はさにあらず。血管がただの血液の通路ではなく、内側の壁でさまざまな物質を作り、脳や他の臓器と連携しながら血圧と血液の流れ、さらには血の固まりやすさまで調節していることがわかったのは、そう昔のことではないのです。

血管医学の分野は日進月歩です。この先、「壁のレンガ」こと、血管内皮細胞のもとになる細胞を使いこなせるようになれば、壁をリフォームして血管を一気に若返らせたり、動脈硬化を起こした血管の隣に新しい血管を開通させて、心筋梗塞や脳梗塞を完全に予防したりできるようになるかもしれません。

本書の言葉でいえば期待の新メンバーですが、まだ育成が始まったばかりですし、その実力は未知数です。今は一刻も無駄にすることなく生活習慣を総合的に見直して、血管の壁を少しずつ再生させていきましょう。高血圧の他に持病や何かの後遺症がある人も、血管内皮を鍛えれば健康長寿を実現できます。本書をその手引きとしてください。

本書の刊行にあたっては、幻冬舎編集部の小林駿介さん、前田香織さん、私のエージェントである栂井理恵さんはじめ、多くの皆様にご助力いただきました。心より御礼申し上げます。

参考文献

基礎編

・『日本脳卒中データバンク報告書 2019年』
・『循環器病の診断と治療に関するガイドライン(2008-2009年度合同研究班報告) 循環器領域における性差医療に関するガイドライン』*Circulation Journal*, 74(Suppl. II), 2010
・「総説　国内外の脳卒中の推移」小久保喜弘『日本循環器病予防学会誌』52(3): 223-232, 2017
・エストロゲンは一酸化窒素の産生を増加させる
"Estrogen induces the Akt-dependent activation of endothelial nitric-oxide synthase in vascular endothelial cells", Hisamoto K *et al., J Biol Chem*, 276(5): 3459-3467, 2001
・血中エンドセリン-1高値は高血圧発症の予測因子である
"High level of plasma endothelin-1 predicts development of hypertension in normotensive subjects", Kumagae S *et al., Am J Hypertens*, 23: 1103-1107, 2010
・「FMDによる血管内皮機能評価」高瀬凡平『心臓』46(10): 1324-1329, 2014

対策編

・高血圧管理と喫煙対策でイングランドの認知症が減少した
"A two-decade comparison of prevalence of dementia in individuals aged 65 years and older from three geographical areas of England: results of the Cognitive Function and Ageing Study I and II", Matthews FE *et al., Lancet*, 382(9902): 1405-1412, 2013
・「予防栄養学」佐々木敏『内分泌・糖尿病・代謝内科』41(1): 78-82, 2015
・減塩しているつもりができていない
"Relationship between the awareness of salt restriction and the actual salt intake in hypertensive patients", Ohta Y *et al., Hypertens Res*, 27(4): 243-246, 2004
・塩味の受容体は腎集合管にある
"The cells and peripheral representation of sodium taste in mice", Chandrashekar J *et al., Nature*, 464(7286): 297-301, 2010
・『人気料理をおいしくするコツ』河野友美(旭屋出版)
・果糖は血圧上昇に作用する
"The mechanisms underlying fructose-induced hypertension: a review", Klein AV and Kiat H, *J Hypertens*, 33(5): 912-920, 2015
・総摂取エネルギーに占める植物性蛋白質の比率は血圧と逆相関する
"Association between protein intake and blood pressure: the INTERMAP Study", Elliott P *et al., Arch Intern Med*, 166(1): 79-87,

2006
・肥満すると食塩感受性が高くなる
"Dietary sodium intake and subsequent risk of cardiovascular disease in overweight adults", Jiang H *et al., JAMA*, 282(21): 2027-2034, 1999
・「総説　慢性炎症と加齢関連疾患」真鍋一郎『日本老年医学会雑誌』54(2): 105-113, 2017
・「脳卒中予防対策地域における脳卒中発生状況と重症度の推移に関する疫学的研究」北村明彦ら『日本公衆衛生雑誌』51(1): 3-12, 2004
・喫煙者はアルツハイマー型認知症のリスクが2倍以上高い
"Smoking and risk of dementia and Alzheimer's disease in a population-based cohort study: the Rotterdam Study", Ott A *et al., Lancet*, 351(9119): 1840-1843, 1998
・「〈喫煙による健康被害－個人から社会へ〉喫煙と血管内皮機能」東幸仁『循環器専門医』24(2): 289-294, 2016
・「高血圧症と酸化ストレス」土肥靖明, *Nagoya Med J*, 51(3): 153-158, 2010
・抗酸化能の高い食事は循環器病死亡リスク低下と関連する
"Higher dietary non-enzymatic antioxidant capacity is associated with decreased risk of all-cause and cardiovascular disease mortality in Japanese adults", Kashino I *et al.*, Japan Public Health Center-based Prospective Study Group, *J Nutr*, 149(11): 1967-1976, 2019
・エクスプレッシブ・ライティングで高血圧症が改善する？
"Autonomic effects of expressive writing in individuals with elevated blood pressure", McGuire KM *et al., J Health Psychol*, 10(2): 197-209, 2005

抗老化編

・若白髪の人は心臓病のリスクが5倍以上高い
"The degree of hair graying as an independent risk marker for coronary artery disease, a CT coronary angiography study", Amr AAE *et al., Egyptian Heart Journal*, 70(1): 15-19, 2018
・カルシウム不足は動脈硬化と高血圧を招く
"Osteoporosis and atherosclerosis: biological linkages and the emergence of dual-purpose therapies", Hamerman D, *An International Journal of Medicine*, 98 (7): 467-484, 2005
・脳の老廃物は就寝中に活発に排出される
"Cleaning the sleeping brain – the potential restorative function of the glymphatic system", Hauglund NL *et al., Current Opinion in Physiology*, 15: 1-6, 2020

著者略歴

奥田昌子《おくだまさこ》

京都大学大学院医学研究科修了。
内科医。京都大学博士（医学）。愛知県出身。博士課程にて基礎研究に従事。
生命とは何か、健康とは何かを考えるなかで予防医学の理念にひかれ、
健診ならびに人間ドック実施機関で三十万人近くの診察にあたる。
航空会社産業医を兼務。
著書に『内臓脂肪を最速で落とす』『胃腸を最速で強くする』（ともに幻冬舎新書）、
『欧米人とはこんなに違った　日本人の「体質」』（講談社ブルーバックス）、
『日本人の病気と食の歴史』（ベスト新書）などがある。

幻冬舎新書 594

血圧を最速で下げる

老化を防ぐ「血管内皮」の鍛えかた

二〇二〇年七月 三十 日 第一刷発行
二〇二〇年九月二十五日 第三刷発行

著者 奥田昌子
発行人 志儀保博
編集人 小木田順子
編集者 前田香織 小林駿介

発行所 株式会社 幻冬舎
〒一五一―〇〇五一 東京都渋谷区千駄ヶ谷四―九―七
電話 〇三―五四一一―六二一一(編集)
〇三―五四一一―六二二二(営業)
振替 〇〇一二〇―八―七六七六四三

ブックデザイン 鈴木成一デザイン室
印刷・製本所 株式会社 光邦

Printed in Japan ISBN978-4-344-98596-4 C0295
お-25-3

幻冬舎ホームページアドレス https://www.gentosha.co.jp/
*この本に関するご意見・ご感想をメールでお寄せいただく場合は、comment@gentosha.co.jp まで。

幻冬舎新書

岡田尊司
真面目な人は長生きする
八十年にわたる寿命研究が解き明かす驚愕の真実

米国での八十年に及ぶ長寿研究の結果が近年明らかとなった。もっとも重要なのは性格であり生き方であり愛する人との絆だった。早死にのリスクを減らすには？　驚きの真実と珠玉の知恵に満ちた一冊。

江田証
腸内細菌の逆襲
お腹のガスが健康寿命を決める

増えすぎた腸内細菌は、下痢や便秘を伴う小腸内細菌増殖症＝ＳＩＢＯの原因となる。慢性疲労、集中力低下、がんなど多くの症状や病気を招くＳＩＢＯを予防・改善する食事や生活習慣を解説。

東京慈恵会医科大学附属病院栄養部
濱裕宣　赤石定典
はじめての減塩

一般的な日本の会社員が一日に摂取するであろう15グラム超の塩分を、どうすれば7〜8グラムに抑えられるか。外食での注意点と、家庭での献立の考え方から味つけまで知恵と工夫が満載の一冊。

松生恒夫
寿命の9割は腸で決まる

腸の健康は寿命に大きく関わっている。「糖質制限は腸にとって致命的」「ヨーグルトは万能ではない」「大腸の動きを良くするにはウォーキング」など4万人の大腸を診てきた専門医が徹底解説。

幻冬舎新書

中野ジェームズ修一
なぜいくら腹筋をしても腹が凹まないのか

腹を凹ませるために鍛えるべきは、腹筋でも体幹でもない。実は「下半身」である。ダイエットの常識を覆し、最も効率良く内臓脂肪と皮下脂肪を落とす、目から鱗のトレーニングバイブル。

本多京子
塩分が日本人を滅ぼす

介護要らずの、幸せな長生きのためには「健康寿命」を延ばすこと。それには塩分を控えることが最重要。だが、味の濃い加工食品や調理済みの既製品を好む現代日本人は、「見えない塩」に侵されている！　意外に知らない、日本の食卓の危機。

辨野義己
大便革命
腐敗から発酵へ

大腸は小さな努力で病気の発生源から健康長寿の源へとすぐに変えられる。腸内にあるものは腐敗ではなく発酵させせよ！　では、よき発酵のために毎日、何を食べるべきか。食の知恵と大便観察の方法を伝授。

阪口珠未
老いない体をつくる中国医学入門
決め手は五臓の「腎」の力

中国の伝統医学で、腎臓だけでなく成長・生殖の働きも含み、生命を維持するエネルギーを蓄える重要な臓器である腎。腎の働きを解説しながら、２０００年以上の伝統を持つ究極の食養生法を紹介。